LES

NÉPHRITES CHRONIQUES

HÉMATURIQUES

PAR

Le Dr Georges MICHAUX
ANCIEN INTERNE DES HOPITAUX DE PARIS

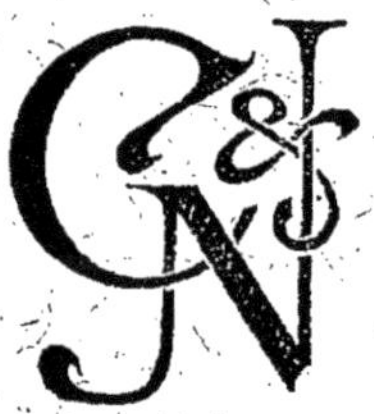

PARIS
GEORGES CARRÉ ET C. NAUD, ÉDITEURS
3, RUE RACINE, 3

1900

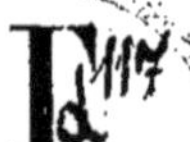

LES

NÉPHRITES CHRONIQUES

HÉMATURIQUES

PAR

Le Dr Georges MICHAUX
ANCIEN INTERNE DES HOPITAUX DE PARIS

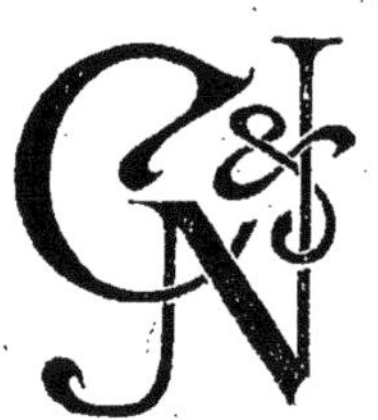

PARIS
GEORGES CARRÉ ET C. NAUD, ÉDITEURS
3, RUE RACINE, 3

1900

A LA MÉMOIRE DE MON ONCLE

LE DOCTEUR V. MICHAUX

CHIRURGIEN HONORAIRE DES HOPITAUX DE METZ

A MON COUSIN

M. LE DOCTEUR PAUL MICHAUX

CHIRURGIEN DE L'HOPITAL BROUSSAIS
MEMBRE DE LA SOCIÉTÉ DE CHIRURGIE

Hommage de profonde affection.

A MON PÈRE

A MON PRÉSIDENT DE THÈSE

M. LE PROFESSEUR LE DENTU

MEMBRE DE L'ACADÉMIE DE MÉDECINE
CHIRURGIEN DE L'HOPITAL NECKER
OFFICIER DE LA LÉGION D'HONNEUR

A MES MAITRES DANS LES HOPITAUX

MM. LES DOCTEURS BARTH,
CHAUFFARD, RENDU, GOMBAULT, MOIZARD,
MAURIAC, BALZER,
Louis GUINON, DESCROIZILLES, F. WIDAL

MÉDECINS DES HOPITAUX

M. LES DOCTEURS L. LABBÉ, MICHAUX, LEJARS,
BRUN, LEGUEU, ARROU

CHIRURGIENS DES HOPITAUX

MM. LES DOCTEURS BUDIN, CHAMPETIER
DE RIBES, BOISSARD

ACCOUCHEURS DES HOPITAUX

M. LE DOCTEUR ROUX

DE L'INSTITUT PASTEUR

En témoignage de ma profonde gratitude.

I

INTRODUCTION

Nous comprendrons sous la dénomination *de néphrite chronique hématurique* une variété d'inflammation du rein qui anatomiquement rentre dans la classe des néphrites diffuses, atteignant simultanément le tissu conjonctif interstitiel, l'appareil glomérulaire et tubulaire du rein bien que la sclérose ici l'emporte sur les lésions épithéliales; dont le symptôme constant est une hématurie, continue, unilatérale, maintes fois accompagnée d'un syndrome douloureux simulant la colique néphrétique, et qui, rebelle à tous les traitements médicaux, n'est justiciable que de la seule néphrotomie.

Cette néphrite, en dehors des symptômes que nous venons d'indiquer, n'est caractérisée par aucun des signes classiques du mal de Bright, ou du moins ceux-ci sont-ils à peine marqués dans la majorité des cas. Cliniquement elle s'est trouvée maintes fois confondue avec la lithiase rénale, la tuberculose ou le cancer du rein.

Elle ne doit son individualité qu'aux travaux récents sur les hématuries essentielles qui, en permettant de réduire le nombre de ces dernières, ont permis d'en distraire, au nom de l'anatomie pathologique, un groupe important, celui des néphrites qui fera l'objet de ce travail.

Nous n'aurons en vue dans cette étude ni le *type congestif hémorragique des néphrites aiguës,* avec les hémorragies sous-capsulaires endo et périglomérulaires, la tubulhématie, la tuméfaction grenue des épithéliums striés avec encombrement par le pigment hématique, l'exsudat albumineux réticulé dans les cavités tubulaires. Nous ne rapprocherons pas davantage le type qui nous occupe des *poussées hémorragiques de la néphrite chronique*, poussées éphémères, non douloureuses, justiciables du traitement médical et qui n'apparaissent que comme un épiphénomèue au milieu de la symptomatologie si variée du mal de Bright.

Pendant l'année d'internat que nous avons passée à l'hôpital Necker dans le service de notre maître, M. le Dr Barth, que nous sommes heureux de remercier ici des conseils éclairés qu'il nous a prodigués et dont nous lui resterons toujours reconnaissant, nous avons observé un malade atteint de néphrite chronique avec hématurie persistante. Les notes cliniques, l'observation macroscopique et l'examen histologique du rein, indiquaient de la manière la plus nette l'existence d'une néphrite chronique hémorragique.

Comme M. Barth avait soupçonné la tuberculose rénale, les urines furent centrifugées par deux fois, mais la recherche des bacilles de Koch fut négative. Quelques jours après, un échantillon d'urine fut prélevé aseptiquement dans la vessie et inoculé à un cobaye qui, sacrifié deux mois après, présentait des lésions indiscutables de tuberculose. Ce cas nous a paru intéressant et nous nous réservons de le discuter dans un des chapitres qui suivront ; nous n'avons pas cru néanmoins devoir le placer à la suite des observations que nous avons réunies, de néphrite chronique hémorragique.

II

HISTORIQUE

L'histoire de la néphrite chronique hématurique est de date relativement récente.

Rayer, cependant, dans son traité des maladies des reins cite une observation que nous reproduisons à la fin de ce travail (Obs. I) qui nous apparaît comme un type assez exact, — encore que l'examen histologique fasse défaut — de la néphrite chronique hématurique telle que nous la comprenons. Voici sous quel titre fut publiée cette observation (1).

« Hémorragies rénales très abondantes ; anémie et affaiblissement progressifs malgré l'emploi d'une foule de remèdes ; mort — *Légères traces d'inflammation chronique dans le rein gauche* ». Passant à la discussion du cas qu'il venait d'observer, Rayer dit: « La persistance de l'hémorragie depuis trois mois; l'absence de douleurs dans la région du rein et dans celle de la vessie pendant plusieurs mois et leur apparition depuis quelques jours seulement ; l'absence de graviers, de matières purulentes ou puriformes dans l'urine, ne permet-

---

(1) Rayer. Traité des maladies des reins, t. III, p. 354.

taient pas de rapporter cette hémorragie à une lésion inflammatoire du rein. D'un autre côté l'âge du sujet et l'absence d'une tumeur dans la région rénale éloignaient l'idée d'un cancer. Les cas d'hématurie essentielle marchant vers une terminaison fatale étant des plus rares, je restai incertain sur la nature de ce cas, *tout en inclinant vers l'hypothèse d'une lésion matérielle* ». Et l'autopsie vient confirmer l'opinion de Rayer en lui révélant des *lésions de néphrite chronique*.

Depuis Rayer jusqu'à l'observation de M. Guyon (1888), les auteurs ne signalent pas d'une façon précise la forme de néphrite dont nous essayons d'esquisser les principaux caractères ; les chirurgiens classent les hématuries dont ils ne devinent pas la cause dans les hématuries essentielles. Les traités de pathologie interne ne font allusion qu'à la forme hémorragique du mal de Bright : Lancereaux, dans son article du Dictionnaire encyclopédique; Jaccoud, dans le traité de pathologie interne; Charcot, dans ses admirables leçons sur les maladies des reins, consacrent à peine quelques lignes au mal de Bright à forme hémorragique.

Wagner (1), dont on trouve le nom cité à propos de la néphrite chronique à forme hémorragique, a consacré à cette variété quelque développement dans son article mal de Bright de la deuxième édition de l'encyclopédie de Ziemmsen: outre les formes atrophiques qui aboutissent au petit rein rouge et au petit rein blanc, il décrit *une forme chronique hémorragique* sans œdème qui

---

(1) Der Morbus Brightii. *Ziemssen's Handbuch*, 1882.

est, dit-il, purement clinique, et paraît aboutir au petit rein, bien que l'anatomie pathologique n'en soit pas encore possible.

Lecorché et Talamon (1), tout en reconnaissant que les urines sont souvent sanglantes dans la maladie de Bright, n'admettent pas que l'hématurie puisse devenir un symptôme de premier rang et mettent en doute l'opinion de Wagner.

Weigert (2), à côté des formes aiguës de néphrite et des formes chroniques atrophiques, distingue des formes subaiguës et chroniques hémorragiques dont il reconnaît trois variétés anatomiques.

Ziemmsen (3) nous apprend « qu'au cours de la néphrite chronique parenchymateuse, on observe quelquefois des crises d'hématurie comme dans les cas aigus et subaigus ».

Aufrecht (4) décrit la forme hémorragique de la néphrite chronique dont il donne deux observations avec autopsie ; il pense que cette forme hémorragique n'est qu'un des modes de terminaison de la néphrite chonique et l'une de ses observations (5) a trait à un homme de 42 ans, soigné depuis quatre années pour une néphrite chronique et qui a présenté de l'hématurie quelques jours avant l'apparition des accidents urémiques qui l'ont emporté.

---

(1) Traité de l'albuminurie et du mal de Bright, 1888.

(2) *Volkmann's Sammlung*, 1879, nos 162-163, p. 1411.

(3) *Klinische Vortrage*, 24e leçon, fasc. VIII.

(4) Aufrecht. *D. Archiv. f. klin. Med.*, vol. 32, p. 172, fasc. 5 et 6, 1883.

(5) Aufrecht. *Archiv. f. klin. Med.*, vol. 32, 1883, p. 572.

Roi (1), dans une thèse publiée en 1893 sur l'hématurie dans les néphrites, soutient qu'en dehors des poussées congestives du mal de Bright, certaines formes de cette affection sont remarquables par des hématuries dont l'intensité et la durée font passer au second plan les signes habituels de la néphrite chronique.

Si l'on se rappelle la définition que nous avons donnée de la néphrite chronique hématurique, définition dont les divers éléments se trouvent appuyés sur les nombreuses observations que nous réunissons à la fin de ce travail, on conviendra aisément que toutes les descriptions précédentes ne paraissent pas correspondre au sujet qui nous occupe.

En 1886, Péan (2) opère un malade atteint d'hématuries légères, et de douleurs vives dans la région lombaire avec irradiations sur le trajet de l'uretère. La néphrectomie, qui guérit le malade, permet au Pr Cornil de constater les lésions histologiques de la néphrite interstitielle. Ici il s'agit plutôt d'une *néphrite douloureuse avec hématurie*.

L'observation de M. Guyon (3) montre que si la néphrite peut, comme dans le cas de Péan, être cause de douleurs vives, elle peut produire aussi des hématuries très abondantes.

Nous n'avons pas placé cette observation à côté des

---

(1) Roi. *Thèse*, Bordeaux 1893. De l'hématurie dans les néphrites.

(2) Péan (Obs. II).

(3) Guyon. Cité par Albarran, in *Annales des org. gén. urin.*, 1895. (Hématuries des néphrites.)

autres cas de néphrite chronique hématurique : un pneumonique peut en effet avoir des hématuries et l'examen microscopique de son rein permettre la constatation « des lésions étendues de néphrite diffuse épithéliale et conjonctive » signalées par M. Albarran ; il s'agissait dans ce cas d'une néphrite aiguë hémorragique.

L'observation de Sabatier est la première qui nous donne sur le sujet qui nous occupe des détails précis ; il s'agissait d'une « néphralgie hématurique » et la néphrectomie permit de constater *bien que l'examen macroscopique eût été négatif* « *quelque peu d'inflammation conjonctive déterminant de la sclérose* ».

Senator (Obs. IV), au sujet d'une communication sur *l'hémophilie rénale* à la Société médicale de Berlin, présente une observation d'hématurie rebelle traitée par néphrectomie ; Israël fait l'examen histologique des reins et découvre « quelques îlots profonds et limités de néphrite interstitielle ».

Broca (1) fait paraître en 1894 un mémoire sur l'hémophilie rénale ; parmi les huit observations qui forment la base de ce travail, trois doivent être attribuées à la néphrite : car, à côté des observations de Sabatier et de Senator, dont nous venons de parler, l'observation I de Broca relève de la même cause. La constatation des hématies et des cylindres nous semble, en effet, suffisante pour affirmer la néphrite, même en l'absence d'un examen macroscopique ou histologique.

Les annales de la Société belge de chirurgie nous

---

(1) *Annales génito-urinaires*, décembre 1894.

fournissent en 1897, avec le cas de Keersmacker, une remarquable observation de néphrite mixte hématurique suivie d'un examen histologique fort complet.

A propos d'une communication sur la pathogénie des hématuries rénales faite par Pousson en 1898 à la Société de chirurgie, dans laquelle celui-ci présente une observation de néphrite hématurique suivie d'examen microscopique, une discussion s'engage, et successivement Poirier, Potherat, Nimier apportent des observations d'hématuries rénales avec lésions de sclérose rénale constatée, réduisant ainsi le nombre des hématuries dites essentielles.

Au congrès de chirurgie (1898), Demons et Tédenat (1) apportent de nouveaux cas ; ce dernier cite les observations de West, Bowby, Hurry Fenwick, George Johnson.

La même année, paraît un mémoire d'Albarran (2) sur « le diagnostic des hématuries rénales », où l'auteur exprime cette opinion que *dans les néphrites chroniques on peut observer des hémorragies abondantes, parfois unilatérales, qui peuvent en imposer pour des calculs, de la tuberculose ou du cancer du rein.* Albarran est donc le premier qui ait attiré l'attention sur la véritable cause de ces hématuries.

Enfin, le congrès d'urologie de 1899 nous a permis de recueillir trois nouveaux cas : un d'Albarran, qui cite deux nouvelles observations, l'une de Rowsing et l'autre de Treub ; le second, de Loumeau ; le troisième, de Pousson, qui étudie pour la première fois la question de

(1) TÉDENAT. Voir p. 125.

(2) In *ann. mal. org. génito-urinaires*, 1898, p. 464.

l'intervention chirurgicale dans certaines variétés de néphrite médicale et la résout en faveur de la néphrotomie.

Depuis, nous avons recueilli un autre cas, grâce à la bienveillance de M. Albarran qui nous a communiqué une observation inédite.

Dans la classification des observations qu'on trouvera à la fin de ce travail, nous n'avons donné droit de cité, qu'on nous passe l'expression, qu'aux seuls cas dans lesquels la néphrite a pu être diagnostiquée histologiquement. Ces observations constituent un premier groupe.

Cependant, nous avons cru pouvoir faire suivre cette première série d'observations d'un groupe d'autres où « le syndrome urologique des néphrites », pour reprendre une expression de M. Chauffard (1), était assez dessiné pour autoriser le diagnostic de néphrite. Ce syndrome urologique se trouve constitué par l'examen de la quantité et de la densité des urines, la recherche des cylindres, la présence des hématies, enfin la détermination de la perméabilité rénale par le coefficient urotoxique de l'urine et par l'épreuve du bleu de méthylène.

Toutes les observations recueillies par nous sont réunies à la fin de ce travail ; nous nous sommes efforcé de les reproduire textuellement et nous avons remonté aux sources mêmes pour rassembler tous les détails concernant particulièrement l'anatomie pathologique ; il est regrettable qu'il y soit fait rarement mention d'examen bactériologique.

---

(1) Traité de médecine et de thérapeutique. T. V.
« Quel est le minimum de symptômes nécessaire et suffisant pour autoriser un diagnostic de néphrite ? »

L'anatomie pathologique fera l'objet d'un premier chapitre.

Le second sera consacré à des considérations sur l'étiologie de la néphrite chronique hématurique.

Le troisième traitera des symptômes et du diagnostic.

Le traitement chirurgical fera l'objet du quatrième et dernier chapitre.

ANATOMIE PATHOLOGIQUE

Wagner, qui a décrit une forme chronique hémorragique de néphrite, déclare « que l'anatomie pathologique n'en est pas encore possible ». Weigert distingue parmi les formes subaiguës ou chroniques hémorragiques, trois variétés : *a)* reins hyperhémiés, bigarrés, sans rétraction ni diminution de volume ; au microscope, lésions tubulaires très marquées par places ; prolifération conjonctive ; épaississement des capsules de Bowmann ; *b)* reins offrant une coloration semblable, mais commençant à se rétracter avec surface manifestement granuleuse ; enfoncements et dépressions par places de la substance corticale ; lésions microscopiques plus avancées ; canalicules et glomérules détruits en plus grand nombre ; tissu conjonctif abondant ; *c)* gros rein blanc répondant au type macroscopique des auteurs anglais ; lésions microscopiques semblables à celles de la variété *a*, dont elles ne diffèrent que par la dégénérescence graisseuse plus étendue et plus profonde des épithéliums et l'anémie généralisée. Tels sont les seuls renseignements que nous ont fournis les auteurs classiques.

Ne sachant pas exactement à quelles formes cliniques répondent ces divers types anatomiques, nous préférons en faire abstraction dans ce travail ; seules les observations que nous avons réunies à la fin de cette thèse nous serviront dans la rédaction de ce chapitre.

Tout d'abord quel est l'aspect macroscopique de ces reins ? Dans la plupart des observations que nous avons recueillies, les détails font défaut sur ce point : le poids et les dimensions du rein sont passés sous silence et les notions relatives à la consistance de l'organe, aux adhérences de la capsule, à l'épaisseur de la substance corticale, à son aspect ainsi qu'à celui de la substance médullaire, manquent totalement.

En ce qui concerne le volume et le poids, il y a des différences notables : Demons a néphrectomisé un rein de 90 grammes ; celui de Keersmacker pèse 110 grammes ; au contraire, celui de Loumeau atteint 172 grammes. Nous devons dire qu'en général le rein apparaît gros et congestionné, les observations d'Albarran (Observation XIII), de Pousson in *Bull. Soc. chirurgic.* 1898. (Observation XII, celle de Potherat qui déclare que le rein atteint trois fois son volume normal, en sont la preuve.

L'adhérence de la capsule est augmentée dans certains cas ; enfin si l'on considère les rapports réciproques des substances corticale et médullaire, on constate que le diamètre de la première est notablement diminué (Observations de Loumeau et Keersmacker).

Il n'est donc pas possible, d'après les constatations précédentes, de faire rentrer le rein des néphrites chroniques hématuriques dans aucun des types actuellement classés de néphrites médicales ; il ne ressemble ni au gros rein blanc, ni au petit rein blanc contracté qui n'est qu'une phase plus avancée du précédent, ni au petit rein rouge contracté de la néphrite interstitielle.

D'ailleurs il ne nous paraît pas qu'on puisse comparer avec exactitude cette néphrite hématurique, unilatérale, accompagnée d'hémorragies abondantes, de douleurs vives, dans laquelle les symptômes ordinaires du mal de Bright font défaut, et les néphrites médicales.

L'anatomie microscopique nous permettra cependant de différencier, plus nettement que l'examen à l'œil nu, cette variété de néphrites. Si l'on fait une coupe de ce rein, on constate *des lésions très caractérisées de glomérulite scléreuse, de la sclérose du tissu conjonctif interstitiel, très peu de lésions relativement du côté de l'épithélium des Tubuli Contorti et des branches ascendantes de Henle.*

Les glomérules de Malpighi présentent toutes les lésions depuis le simple épaississement de la capsule de Bowmann et la présence de quelques tractus fibreux dans le bouquet glomérulaire jusqu'à la symphyse complète glomérulo-capsulaire et la transformation du glomérule en un petit bloc fibreux. Dans les glomérules où les lésions sont peu avancées, on observe des hémorragies intracapsulaires. Il est enfin à noter que beaucoup de glomérules restent sains et que la distribution des lésions n'est pas systématisée : c'est ainsi que dans le même segment de la substance corticale on observe des glomérules entièrement sclérosés à côté d'autres restés encore sains.

Les lésions épithéliales sont moins marquées que les lésions glomérulaires.

Le plus souvent l'épithélium sombre des tubes contournés et des branches ascendantes de Henle est simplement abrasé, mais les noyaux se colorent; parfois les tubes sont le siège d'une inflammation parenchymateuse qui se caractérise par un gonflement considérable de la cellule, au point d'oblitérer la lumière du canal, par la dégénérescence du protoplasma, enfin l'altération des noyaux dont quelques-uns ont disparu complètement. Ce qui est bien plus frappant que les lésions épithéliales, c'est l'encombrement des tubes du rein par des hématies et par des cylindres, cylindres granuleux, cylindres hyalins, cylindres hémorragiques enfin, ces derniers formés de l'accumulation des hématies qui obstruent en masse les canaux contournés.

Le tissu conjonctif interstitiel se trouve excessivement hyperplasié.

Cette hyperplasie est distribuée en îlots irréguliers et en placards plus ou moins étendus, tant dans la substance corticale que dans la substance médullaire ; au centre de ces îlots on trouve souvent un vaisseau dont la paroi est sclérosée. Quant à ce tissu conjonctif hyperplasié, on l'observe à toutes les phases de son évolution ; ici des infiltrations de cellules embryonnaires, plus loin de minces fibrilles entre lesquelles se sont infiltrées des hématies, particulièrement autour des tubes contournés ; ailleurs, enfin, la sclérose arrivée à son maximum de développement qui étouffe les éléments nobles.

Nous ne saurions trop insister sur la distribution irrégulière de cette sclérose : dans certains cas même les îlots disséminés sont relativement rares *et le rein apparaît presque sain* à un examen superficiel.

Ainsi dans l'observation de Senator (Observation IV) l'examen histologique pratiqué par Israël démontre qu'il existe de *petits îlots profonds et limités de néphrite interstitielle.* Sabatier (Observation III) ne trouve que *quelque peu d'inflammation conjonctive.* Nimier (page 113), dans l'observation qu'il communiquait à la Société de chirurgie le 8 juin 1898, rapporte que des coupes ayant été pratiquées au niveau d'une papille indurée, on ne constate absolument *qu'un peu de tissu de sclérose* ; les tubes sont sains, l'épithélium est normal, la lumière des tubuli est libre ; en un seul point, tout à fait au niveau de l'extrémité de la papille, on aperçoit une prolifération intense et diffuse de cellules embryonnaires sans lacs sanguins. A un degré de plus, nous arrivons à ces néphrorragies où les observateurs les plus exercés n'ont pas trouvé de lésions, qu'on a fait rentrer longtemps à tort dans l'hémophilie et sur la nature desquelles on est loin d'être encore fixé.

Quant aux vaisseaux sanguins, les uns paraissent sains, les autres sont frappés de périartérite et surtout d'endartérite, mais ces lésions ne se remarquent guère qu'au niveau des placards d'hyperplasie conjonctive.

Nous conclurons donc de ces considérations anatomiques que :

1° Le rein des néphrites chroniques hématuriques présente les lésions de la néphrite mixte avec prédominance très marquée des lésions sur l'appareil glomérulaire et sur le tissu conjonctif interstitiel, les épithéliums sombres des tubuli et des branches ascendantes de Henle étant le plus souvent sains.

2° Ces lésions de sclérose glomérulaire et interstitielle ne présentent aucune régularité dans leur distribution, frappant un groupe de glomérules, respectant le voisin ; elles peuvent même être réduites à quelques très rares îlots de sclérose. Le rein dans ces cas paraît presque sain.

ÉTIOLOGIE

Les observations que nous avons recueillies ne donnent que peu de renseignements sur les causes probables de la néphrite chronique hématurique.

De causes d'ordre toxique ou infectieux, on n'en relève pour ainsi dire pas. La malade dont le passé pathologique est le plus chargé est celle de Keersmacker : son père est mort tuberculeux, elle a eu à sept ans la dothiénentérie et la variole à vingt et un ans. Chez la malade de Pousson, la dothiénentérie est également notée. Le malade de Nimier présente cette particularité que l'hématurie s'est chez lui déclarée huit jours après une contusion de la région rénale gauche.

En résumé, l'hématurie est le premier symptôme de l'affection ; elle apparaît brusquement sans qu'aucun état pathologique antérieur ait pu la faire soupçonner.

La femme paraît plus souvent atteinte que l'homme, et nous devons dire à ce sujet un mot des hématuries de la grossesse. On avait depuis longtemps observé au cours de cet état des hématuries qui, apparues au cours de la grossesse, cessaient après l'accouchement ; il y avait en même temps des lésions de néphrite comme en témoigne la constatation de l'albumine et des cylindres — il en était ainsi chez la malade de Treub. — Comment dans ces cas expliquer l'hématurie ? MM. Guyon et Albarran (1) ont montré récemment que, pendant la grossesse, il existe des conditions mécaniques de gène circulatoire directe et de rétention rénale incomplète d'urine ; que d'un autre côté, avec ou sans lésions rénales, la toxémie gravidique pouvant exister, ces différentes causes combinées de manière diverse, sont capables de déterminer ou de favoriser la néphrorragie. Mais doit-on dans ces cas faire abstraction de la néphrite ? Nous ne le pensons pas, bien que l'explication nous paraisse encore impossible à l'heure actuelle.

A côté de la grossesse ne peut-on pas incriminer le rein mobile comme cause de certains cas de néphrite hématurique ? Pasteau a présenté une malade atteinte de rein mobile avec hématurie et affirme que dans ce cas l'hémorragie relève de la néphroptose ; mais nous ne savons pas s'il y avait lésion rénale. Newmann (2) a publié une observation de rein mobile avec hématurie et néphrite ; la néphrite n'a-t-elle pas joué un rôle dans cette hématurie ? Autant de problèmes à l'heure actuelle insolubles.

En résumé, nous devons avouer à l'heure présente notre ignorance des causes de la néphrite chronique hématurique.

Deux points nous restent à examiner : celui des rela-

---

(1) Guyon et Albarran. *Congrès d'urologie*, Hématuries pendant la grossesse. In *compte rendu de l'Association française d'urologie*, p. 89.

(2) Glascow. *Med. Journ.*, 1896, II.

tions des lésions rénales avec l'hématurie ; celui aussi de l'unilatéralité de la néphrite hématurique.

Et d'abord les lésions du rein que l'on constate sont-elles la cause de l'hémorragie ? On voit en effet dans les formes ordinaires du mal de Bright, avec des lésions anatomiques semblables, l'hématurie manquer le plus souvent.

On doit admettre que dans certaines conditions qui nous sont encore inconnues, de minimes lésions rénales peuvent déterminer des modifications vasculaires ou angionévrotiques qui peuvent conduire au saignement. Ainsi un petit tubercule limité, un néoplasme de petites dimensions, peuvent produire des néphrorragies dont l'intensité contraste singulièrement avec le peu d'étendue des lésions. Quelle est l'action de la néphrotomie en pareil cas ? Certes, elle ne supprime pas la lésion de néphrite, mais elle fait cesser la néphrorragie, parce que vraisemblablement la néphrite crée un état de congestion permanente dans le rein et que l'incision de celui-ci en rendant l'élasticité aux tissus, régularise la circulation et permet dès lors aux parois des capillaires de la région glomérulaire particulièrement friables de résister à la poussée des hématies.

Quant à l'unilatéralité de l'hématurie, que l'on pourrait opposer à la bilatéralité ordinaire des lésions rénales, elle ne nous semble pas en contradiction avec les lois de la pathologie générale. Le sang chargé de microbes ou de toxines ne peut-il léser un organe pair ? ce fait est au contraire très fréquent ; les plèvres, les parotides, les testicules quand ils sont infectés par la voie sanguine ne sont en général touchés que d'un seul côté.

Etant données, d'une part la persistance de l'hématurie durant plusieurs années, et en même temps l'impossibilité de voir dans les lésions anatomiques de la néphrite la cause directe de la néphrorragie, ne peut-on supposer que néphrite et néphrorragie sont les deux effets de la même cause, peut-être du même microbe, qui tout en lésant les éléments nobles du parenchyme rénal continue à sécréter une toxine vaso-dilatatrice et hémorragipare ?

Nous croyons que *dans un certain nombre de cas*, le bacille de Koch peut être incriminé, et nous appuierons cette *hypothèse que nous ne présentons d'ailleurs qu'avec les plus grandes réserves,* sur les deux ordres de faits suivants :

1° Dans le plus grand nombre des observations que nous avons réunies, il n'a pas été fait de coupes systématiques du rein, et une lésion tuberculeuse minime macroscopique et *a fortiori* microscopique a fort bien pu échapper à l'examen.

2° Si dans quelques cas les urines ont été centrifugées dans le but de savoir s'il y avait ou non des bacilles de Koch, jamais il n'est fait mention d'inoculation, procédé cependant plus rigoureux que le premier.

Nous sommes précisément en possession d'une observation où l'examen anatomique a montré des lésions de néphrite mixte à prédominance interstitielle, où les urines par deux fois centrifugées ne révélèrent pas de bacille de la tuberculose, où cependant un cobaye inoculé avec un échantillon d'urine prélevée aseptiquement dans la vessie, a été sacrifié au bout de deux mois et a présenté des lésions typiques de tuberculose. Voici d'ailleurs l'observation de ce cas que nous donnons dans tous ses détails et qui, pouvant prêter à discussion, n'a pu prendre place à la fin de ce travail parmi les autres observations de néphrite chronique hématurique.

Observation I

Observation personnelle. — Il s'agit d'un homme de 42 ans qui entre une première fois le 20 février 1897 à l'hôpital Necker dans le service de mon maître, M. le Dr Barth.

Jusqu'à l'âge de 20 ans, cet homme paraît bien portant ; dès ce moment son état de santé semble faiblir. Durant son service militaire il est atteint d'un épanchement pleural droit qui le retient cinq semaines à l'hôpital ; en même temps une laryngite s'était déclarée qui dura trois mois. A l'âge de 32 ans, le malade aurait eu une pneumonie droite ; à 38 ans, nouvelle poussée congestive du côté du poumon, sur laquelle il est impossible d'avoir des renseignements précis. C'est depuis lors que le malade se plaint de tousser continuellement bien qu'il n'ait jamais dû interrompre son travail.

C'est au mois de décembre dernier (1896) qu'il fut pris pour la première fois des accidents qui l'amènent à l'hôpital ; il se plaignait alors de douleurs lombaires, de céphalée et de troubles de la vue avec un peu de bouffissure de la face ; il accusait des nausées sans vomissements et remarquait surtout dans ces derniers temps que ses urines étaient troubles et teintées de rouge. Ces phénomènes relèvent certainement de l'insuffisance rénale. Mais des symptômes d'un autre ordre tourmentaient le malade et contribuèrent plus que les précédents à le faire entrer à l'hôpital, nous voulons parler d'une toux opiniâtre avec expectoration abondante et muco-purulente.

Examen du malade à son entrée.

1° Appareil pulmonaire. — L'auscultation révèle en avant une respiration rude avec des râles humides nombreux, en arrière de gros râles sonores sibilants et ronflants ; bref, pas de signes nets de localisation bacillaire à l'un des sommets ; cependant, étant donnés l'aspect et l'abondance des crachats muco-purulents, un examen bactériologique fut pratiqué qui fut négatif.

2° Appareil cardio-vasculaire. — Bruit de galop peu intense mais appréciable à la pointe du cœur.

3° Les urines. — Médiocrement abondantes (un litre environ) ont l'aspect du sirop de groseilles trouble ; l'examen microscopique y décèle un grand nombre d'hématies mais peu de leucocytes, des cylindres granuleux ; enfin l'addition d'acide nitrique y révèle un précipité albumineux abondant.

Examen du 9 mars. — Voici les résultats de l'analyse faite par l'interne en pharmacie du service :

Quantité en 24 heures		2 000 centimètres cubes.
Aspect		fluorescent et louche.
Couleur		brun.
Densité		1 011.
Urée	par litre	15gr,37.
	totale	30gr,74.
Albumine	par litre	0gr,47.
	totale	0gr,94.

Présence de globules rouges du sang.

Le malade ne présente pas d'œdèmes ; l'état général paraît satisfaisant ; on entend encore des râles muqueux disséminés dans les deux poumons.

M. Barth porte le diagnostic de néphrite interstitielle en faisant quelques réserves au sujet d'une tuberculose pulmonaire et d'une tuberculose rénale, en raison de l'aspect des urines et de leur teneur en hématies. Le malade est tenu au repos au lit et mis au régime lacté absolu.

Examen du 31 mars. — L'auscultation du cœur laisse toujours constater le bruit de galop.

Les râles de bronchite ont presque disparu.

Par contre, et malgré l'absence d'œdème et des signes classiques de l'insuffisance rénale les urines sont toujours sanglantes et albumineuses ; le sang se dépose sous forme d'un sédiment rougeâtre au fond du vase ; les mictions sont fréquentes et peu abondantes, mais non douloureuses.

Voici un second examen d'urines :

Quantité en 24 heures.. . .	2 100 centimètres cubes.
Aspect.	sédiment brun rougeâtre.
Densité..	1.012.
Urée. { par litre.	12gr,81.
Urée. { totale.	25gr,62.
Albumine. { par litre. . . .	0gr,55.
Albumine. { totale.. . . .	1gr,10.

Examen du 14 avril. — Une troisième analyse d'urines nous apprend que si le volume est toujours sensiblement le même, les globules rouges sont toujours aussi nombreux, et l'albumine excrétée atteint 0gr,76 par 24 heures.

Le malade est mis au régime mixte, et on lui administre en même temps quatre capsules de térébenthine et deux cuillerées à soupe de sirop iodo-tannique.

L'examen du 20 avril nous montre le malade amélioré comme état général ; les urines laissent déposer un sédiment hématique mais contiennent encore 0gr,40 d'albumine.

Examen du 17 mai. — Le malade ayant subi un refroidissement a vu subitement s'aggraver son état ; la température s'est élevée le soir à 39° et le matin à 38°,8. L'auscultation pulmonaire révèle des bouffées de râles sous-crépitants qui s'étendent à droite sur toute la hauteur, à la base la respiration est légèrement soufflante. Pas d'œdème ni des paupières, ni malléolaire. Les urines sont toujours foncées, bouillon trouble ; l'examen microscopique y révèle des cylindres et des hématies ainsi que quelques globules blancs.

A partir du 27 mai, les phénomènes pulmonaires s'amendent et durant tout le mois de juin il semble qu'une amélioration s'est produite du côté des reins : les urines sont plus abondantes (deux litres et demi en 24 heures) deviennent claires, phénomène qui n'avait pas encore été constaté jusqu'alors, mais elles restent toujours albumineuses, environ 0gr,25, par litre.

Examen du 30 juillet — Les urines à peine foncées ne contiennent plus que des traces d'albumine. Au cœur on retrouve toujours le bruit de galop ; l'auscultation des poumons est des plus variables : on craint une localisation bacillaire vers le sommet du poumon droit. Cet état se maintient stationnaire durant les mois d'août et de septembre et voici en quel état le malade a quitté le service le 27 septembre pour aller à Vincennes :

Examen du 27 septembre 1897 à la sortie du malade. — Assez bon état général ; pas d'œdème ni aucun symptôme d'insuffisance urinaire.

Au cœur : bruit de galop persistant, second bruit claqué à la base ; hypertension artérielle modérée.

Au poumon : respiration rude et soufflante avec quelques râles sous-crépitants disséminés.

Les urines sont restées troubles, rougeâtres, bouillon foncé ; le malade en rend deux litres en moyenne et le tube d'Esbach marque $0^{gr},20$ par litre.

Rentrée du malade à l'hôpital le 7 juin 1899. — Depuis son départ de l'hôpital jusqu'à sa rentrée, le malade aurait joui d'une santé relativement bonne.

Il y a trois semaines, pour la première fois apparition d'anasarque ; l'œdème qui a débuté par les membres inférieurs a envahi successivement les organes génitaux, la paroi abdominale et les membres supérieurs ; peu de bouffissure de la face.

Au cœur, bruit de galop très net.

Râles de bronchite disséminés à l'auscultation de la poitrine.

Les urines sont rouges, hématiques et donnent 2 grammes et demi d'albumine au tube d'Esbach, la quantité oscille entre 1 et 2 litres.

Examen du 4 juillet. — Rien de nouveau à signaler du côté des urines ; mais l'anasarque a disparu. Par contre les signes de bronchite persistent avec expectoration nummulaire ; *la recherche des bacilles de Koch est négative.*

Examen du 20 septembre. — Le malade présente une crise d'urémie à forme dyspnéique : les urines toujours hématiques sont moins abondantes et plus albumineuses ; le malade est tellement essoufflé qu'il est continuellement assis sur son lit ; le visage et les mains sont cyanosés. L'auscultation de la poitrine loin d'indiquer aucune localisation pulmonaire permet de constater des râles de bronchite généralisée et des râles sous-crépitants fins. L'anasarque n'a pas reparu.

Examen du 15 octobre. — L'œdème généralisé a reparu ; l'œdème pulmonaire est intense ; le malade est assis sur son lit, anhélant et cyanosé. La quantité des urines tombe au-dessous d'un litre par 24 heures ; l'albuminurie atteint le chiffre de 3 grammes.

Traitement : ventouses sèches et scarifiées, purgatif drastique, régime lacté absolu. Le malade s'améliore légèrement sous l'influence de ce traitement.

Je fais alors un examen microscopique de ces urines et j'y trouve un nombre considérable d'hématies et de cylindres granuleux et cireux. Un échantillon en est porté au laboratoire de M. le Pr Guyon pour y être centrifugé : *on ne trouve pas de bacilles de Koch.*

Du 1er novembre au 19. — L'état reste le même : la quantité des urines toujours brun rougeâtres descendant au-dessous d'un litre et l'albuminurie atteignant 4 grammes par vingt-quatre heures.

Examen du 20 novembre. — L'albuminurie monte à 7 grammes. Le malade accuse une diarrhée intense, rebelle aux traitements classiques et vraisemblablement due à l'insuffisance rénale.

Examen du 4 décembre. — L'albumine atteint le chiffre très élevé de 9 grammes ; les urines, qui présentent toujours la même teinte, oscillent entre 500 grammes et 1000 grammes.

Dyspnée continue, mais variable d'intensité.

La diarrhée persiste.

Le pouls semblant faiblir, on fait au malade des piqûres de caféine ; puis, durant quatre jours, une dose de 20 centigrammes de calomel est administrée.

A partir du 8 décembre. — L'état du malade va toujours en s'aggravant ; l'albuminurie atteint les chiffres élevés de 7 à 9 grammes. L'anasarque s'installe lentement pour ne plus disparaître.

Examen microscopique des urines :

Hématies très nombreuses ; cylindres en quantité abondante.

Absence de bacilles de Koch après l'épreuve du centrifugeur.

L'examen bactériologique des crachats a été également pratiqué et n'a donné que des résultats négatifs.

M. le Dr Nogués prélève aseptiquement dans la vessie de ce malade un échantillon d'urines dont 2 centimètres cubes sont injectés dans le péritoine d'un cobaye.

Le 3 janvier 1900. — Le malade meurt dans le coma urémique.

Autopsie le 4 janvier.

Cavité thoracique. — Péricarde sain ; cœur volumineux hypertrophié et dilaté dans toutes ses parties. Cavités droites remplies de caillots noirs ; quelques coagulations fibrineuses anciennes, dont le centre ramolli simule un abcès occupant la pointe du ventricule droit (faux polypes du cœur).

Des productions analogues beaucoup plus volumineuses garnissent l'extrémité inférieure de la cavité ventriculaire gauche, mais le point d'implantation de ces faux polypes ne présente aucune lésion ulcéreuse. Le myocarde épaissi est légèrement scléreux par places ; les artères intracardiaques paraissent saines. L'orifice mitral est sain, sauf deux ou trois plaques d'athérome sur la grande valve ; celle-ci est souple et suffisante ; il en est de même des sigmoïdes aortiques. La crosse de l'aorte est remarquablement saine et souple.

Poumons volumineux marbrés de taches d'anthracose et présentant à leur surface d'assez nombreuses plaques de pleurite ancienne avec adhérences solides. Le tissu pulmonaire est souple partout et ne contient aucun tubercule. Mais dans plusieurs régions, notamment à la base gauche et au sommet droit il existe de *la sclérose interstitielle du poumon et de la dilatation bronchique avec catarrhe purulent des bronches. Les ganglions péritrachéo-bronchiques sont volumineux ;* plusieurs d'entre eux, entièrement dégénérés, sont transformés en masse calcaire. Les autres sont noirs et durs. *Nulle part on ne trouve de tubercules ;* l'infiltration calcaire semble avoir succédé à une suppuration ancienne, restée intraganglionnaire.

Cavité abdominale.

Foie. — De volume moyen, offrant les lésions du foie cardiaque gras avec un léger degré de cirrhose.

Rate. — Petite, également dure et scléreuse, mais avec très peu de périsplénite.

Reins. — Plutôt volumineux, turgescents un peu bosselés à leur surface qui est pâle et jaunâtre; l'albuginée enlevée, ce qui se fait facilement, cette même surface apparaît marbrée de petites taches blanches, grosses comme une tête d'épingle, se détachant sur fond rouge et qui ne sont que des groupes de tubes dégénérés. A la coupe, la substance corticale présente un aspect lardacé, une consistance ferme, une coloration gris jaunâtre, une épaisseur sensiblement normale. Les pyramides paraissent saines et nulle part on ne voit ni infarctus, ni cicatrices, ni *tubercules,* ni aucune lésion localisée. La muqueuse des calices et des bassinets apparaît saine. Il semble bien qu'il s'agit d'une néphrite diffuse, mixte, à la fois épithéliale et interstitielle. En dépit de l'hématurie presque permanente constatée pendant la vie, la muqueuse des calices, du bassinet et des uretères est blanche, nacrée et paraît absolument saine. La vessie est normale d'aspect.

Examen microscopique : M. le Dr Gombault, auquel nous avons montré ces coupes, a eu l'obligeance de nous donner la note suivante : Un certain nombre de glomérules sont atteints de sclérose; il y a peu de capsulite, mais les anses glomérulaires sont épaissies et leur cavité est comblée par une végétation cellulaire. D'autres ont subi l'atrophie fibreuse et l'on constate un épaississement concentrique de la capsule.

Les tubes contournés sont dans l'ensemble dilatés; l'épithélium abrasé, mais les noyaux de la plupart des cellules se colorent. Leur cavité est remplie de globules rouges et de quelques cylindres cireux et colloïdes.

D'une façon générale le tissu interstitiel est épaissi, et bien plus fibrillaire que d'habitude. *On trouve des infiltrations de pe-*

tites cellules disposées en colonnes qui partent de la surface et pénètrent dans la profondeur en s'anastomosant irrégulièrement. Les lésions interstitielles sont si diffuses qu'il n'y a pas de vraies granulations. Pas de granulations tuberculeuses. Les artères paraissent saines.

En résumé, il s'agit là de lésions de néphrite interstitielle avec prédominance du processus morbide sur les glomérules de Malpighi et le tissu interstitiel; les épithéliums semblent relativement sains.

La coloration des bacilles de Koch sur les coupes est négative.

Le cobaye, qui avait été inoculé par M. le Dr Noguès, a été sacrifié : il présentait au point d'inoculation et dans les ganglions des lésions de tuberculose manifeste avec bacilles de Koch constatés par la méthode de coloration classique.

Voilà le fait dont l'interprétation nous semble délicate. M. Albarran, auquel nous en avons parlé, nous a exprimé l'idée qu'il y avait peut-être eu erreur dans l'inoculation et que notre cobaye mort tuberculeux avait été inoculé avec un autre virus tuberculeux que celui provenant de notre malade. Nous nous sommes livré à une petite enquête destinée à éclaircir ce point et le résultat en a été que toute erreur de ce genre doit être rejetée et que le cobaye, inoculé par M. le Dr Noguès, a présenté des lésions tuberculeuses non seulement dans les ganglions, mais encore au point d'inoculation.

Voici d'ailleurs la note qui nous a été remise au laboratoire de M. le Pr Guyon :

25 *novembre : a*) Examen histologique des urines :
Leucocytes.
Cylindres.
Hématies.

b) Coloration simple : Pas de micro-organismes.
Coloration double : Pas de bacilles de Koch.

c) Inoculation de 2 tubes d'Agar.
— de 2 — de Bouillon.

d) Inoculation d'un cobaye femelle, nez blanc, œil et oreille gauche feu ; oreille droite : moitié inférieure feu, moitié supérieure noire. Tout le reste du corps blanc.

On injecte 1 cent. cube sous la peau du ventre.
— 1 — dans le péritoine.

6 *décembre* : Aucun des quatre tubes inoculés n'a poussé.
Ils sont réinoculés pour preuve de non-infertilisation.

11 *décembre* : Tous les tubes réensemencés ont poussé.

9 *février* 1900 : L'animal est sacrifié.
On trouve à l'autopsie des lésions typiques de tuberculose.
Foie et rate avec semis caractéristique.
Ganglions caséeux.
L'examen fait avec le pus des ganglions décèle la présence des bacilles de Koch.

SYMPTOMATOLOGIE

La symptomatologie de la forme hématurique de néphrite qui nous occupe est loin d'être calquée point pour point sur celle des néphrites chroniques médicales. Ici, pas d'œdèmes localisés ni d'anasarque, absence des troubles cardio-vasculaires caractérisés par l'hypertrophie cardiaque et le bruit de galop, ainsi que le rétentissement éclatant du second bruit aortique, tous signes relevant de l'hypertension artérielle. Les observations recueillies par nous sont du moins absolument muettes sur ce point ; nous en excepterons l'observation de Sabatier où la malade présente de l'œdème malléolaire, des phénomènes de dyspnée relevant d'un œdème pulmonaire concomitant, et plus tard des phénomènes d'insuffisance rénale : céphalée, troubles de la vue, vomissements qui aboutissent à une véritable crise urémique. De même Pousson, dans l'observation qu'il publia au Congrès d'urologie de 1899, nous apprend que sa malade présenta avec de la céphalée et des troubles de la vue, de la dyspnée, des vomissements enfin, dans lesquels une analyse chimique permit de déceler 0gr,62 d'urée par litre.

Ces derniers faits nous paraissent d'une interprétation

facile : les lésions étaient vraisemblablement plus intenses comme degré et comme étendue que dans les autres cas ; ainsi l'examen anatomique du fragment prélevé par Pousson au cours de sa biopsie nous montre des lésions très intenses de sclérose glomérulaire et interstitielle ; d'ailleurs après la néphrotomie, et contrairement à ce qui a lieu d'habitude, la malade conserve des urines riches en hématies et assez fortement albumineuses.

Quant à l'absence des signes généraux de néphrite, nous croyons qu'elle peut être attribuée à deux causes : la première est que cette néphrite n'est que *parcellaire,* ainsi que nous l'avons indiqué au chapitre précédent, laissant intactes un grand nombre d'unités lobulaires du rein, la seconde qu'elle est unilatérale. Ainsi en témoignent les observations de longue survie après la néphrectomie de même que l'absence d'albumine constatée dans un grand nombre de cas, — nous ne dirons pas dans tous — et l'absence de cylindres ; pour ne prendre que quelques exemples, la guérison de la malade de Sabatier se maintient encore un an après la néphrectomie ; celle de Senator est revue en bonne santé neuf mois après, de même celle de Pousson.

En quoi consistent donc les signes de la néphrite chronique hématurique ? Il en est trois qui nous paraissent caractéristiques :

1° *Le syndrome urologique commun à toutes les néphrites,* caractérisé par l'albuminurie, la constatation des cylindres, la détermination de la perméabilité rénale par la recherche du coefficient urotoxique et l'épreuve du bleu de méthylène.

Cet ensemble morbide permet d'affirmer la néphrite, même en l'absence d'un examen anatomique ; nous ne faisons d'ailleurs qu'exprimer ici l'opinion émise par M. Chauffard qui, dans son article sur les néphrites (1), recherche « quel est le minimum de symptômes nécessaire et suffisant pour autoriser un diagnostic de néphrite », et qui la résout dans le sens que nous avons indiqué.

2° *L'hématurie*, sur les caractères particuliers de laquelle nous aurons à revenir avec quelque détail.

3° *Les phénomènes douloureux*, qui peuvent suivre une gamme ascendante depuis le simple endolorissement lombaire jusqu'aux douleurs violentes qui simulent la colique néphrétique. Étudions avec quelque détail chacun de ces symptômes.

Et d'abord *le syndrome urologique des néphrites*. En ce qui concerne l'albumine, notons qu'il ne s'agit jamais d'une albuminurie abondante, en moyenne de $0^{gr},20$ à $0^{gr},50$ par vingt-quatre heures. Les deux reins laissent-ils filtrer l'albumine, ou un seul doit-il être incriminé ? Le dosage de l'albumine après cathétérisme de chaque uretère ayant été rarement pratiqué, nous ne pouvons dans les seuls cas de néphrectomie que comparer l'examen des urines au point de vue de l'albumine, avant et après l'opération ; or, tandis que dans le premier cas on constate de $0^{gr},20$ à $0^{gr},30$ d'albumine, on n'en trouve plus que des traces après, ce qui signifie que le rein resté en place est à peine touché ; les observations de

(1) Traité méd. et thérap. Brouardel et Gilbert, p. 7-8.

Poirier, de Keersmacker, de Pousson, et l'observation de Sabatier sont très formelles sur ce point. La néphrotomie, au contraire, qui est cependant l'opération de choix dans la néphrite chronique hématurique, et qui a une influence si remarquable sur la disparition de l'hématurie, ne fait pas diminuer d'une façon sensible le taux de l'albumine ; par exemple, la malade de Pousson qui avant la néphrotomie rendait $0^{gr},20$ d'albumine dans les vingt-quatre heures, en émet encore de $0^{gr},20$ à $0^{gr},30$ après l'opération. Celui d'Albarran (Obs. XV) simplement néphrotomisé voit la quantité d'albumine monter de $0^{gr},20$ à $0^{gr},30$ et même $0^{gr},60$ par litre.

Quant à la quantité des urines elle oscille entre 1 500 et 2 500 grammes dans les vingt-quatre heures. La plupart des auteurs signalent la présence des cylindres épithéliaux, colloïdes, hyalins et hématiques ; nous ferons ici la même remarque qu'au sujet de l'albumine : la néphrotomie qui a surtout une action sur les phénomènes congestifs, ne peut rien contre des lésions constituées ; aussi les cylindres persistent-ils après comme avant et chez le malade d'Albarran les cylindres granuleux deviennent plus nombreux.

Quant à la détermination de la perméabilité rénale par la recherche du coefficient urotoxique et par l'épreuve du bleu de méthylène, il eût été certes intéressant de la constater ; malheureusement aucune de nos observations n'en fait mention.

Nous arrivons maintenant au second symptôme, nous voulons parler de l'hématurie que nous étudierons avec quelque détail.

Tout d'abord, l'apparition en est brusque et soudaine ; la plupart des malades, bien portants jusque-là, ont été littéralement surpris de voir leurs urines teintées de sang.

Cette hématurie est continue, ne présentant que de très rares rémissions ; la longue durée n'en est pas moins surprenante que la continuité : on cite des malades qui ont pissé du sang durant trois ou quatre ans.

Elle n'est pas exagérée par les fatigues, mais ni le repos au lit, ni la révulsion sur la région lombaire, ni le régime lacté ne peuvent en avoir raison. Seule, la néphrotomie la fait disparaître dans la majorité des cas.

Un caractère essentiel de cette hématurie, c'est *son unilatéralité* : le cathétérisme des uretères, fait systématiquement depuis plusieurs années et reproduit maintes fois dans nos observations, permet de considérer ce caractère comme constant. Jusqu'à ces derniers temps, l'hématurie unilatérale était regardée généralement comme faisant fonction de tuberculose ou de lithiase rénale ou encore de cancer du rein ; on voit qu'elle est aussi fonction de la simple néphrite. La conclusion qui s'impose est que, au cours d'une néphrotomie exploratrice en cas d'hématurie unilatérale, lorsqu'un examen attentif n'a révélé ni calcul, ni tubercules, ni cancer, on est autorisé à penser que l'on se trouve en présence d'une néphrite chronique, même si l'examen du rein à l'œil nu ne plaide pas en faveur de cette hypothèse.

Si l'on se reporte à la conception médicale des néphrites, on est à juste titre étonné de cette singulière association symptomatique que nous signalons : unilatéralité des lésions, unilatéralité de l'hématurie. Dans les diverses formes du mal de Bright, en effet, les reins sont simultanément touchés et l'hématurie n'apparaît que comme un accident au cours des poussées congestives.

Nous manquons encore à l'heure présente des éléments destinés à éclaircir ce problème de l'unilatéralité anatomique et symptomatique ; nous ne pouvons que le poser.

Nous aurions omis un autre caractère important de ces hématuries, si nous ne parlions maintenant des phénomènes douloureux qui les accompagnent.

La douleur, qui dans le mal de Bright est un symptôme accessoire, parfois absent et réduit dans les cas les plus intenses à un simple endolorissement lombaire au cours d'une poussée aiguë de congestion rénale, la douleur prend dans la forme hématurique de néphrite que nous étudions une importance de premier ordre.

Cette douleur est spontanée, siégeant dans la région lombaire et s'irradiant le long du trajet de l'uretère jusque vers le pli de l'aine ; elle est provoquée par la palpation profonde de ces mêmes régions, et par la percussion de la région lombaire. La douleur est vive et continue, avec, dans certains cas, exacerbation au moindre mouvement ; dans le cas de Péan la malade ne pouvait plus marcher. Tous ces caractères, bien constants dans le plus grand nombre de nos observations, semblent calqués exactement sur ceux qu'on attribue à la lithiase rénale. Aussi la néphrite chronique hématurique a-t-elle été souvent confondue avec le rein calculeux. Dernier caractère de ces phénomènes douloureux : ils disparaissent après la néphrotomie.

Dans certains cas les phénomènes douloureux ont précédé l'hématurie et ont pris sur elle une prédominance marquée ; le malade de Péan en est un exemple frappant et l'on peut dire qu'il représente bien plutôt le type des *néphrites douloureuses* que celui de la néphrite hématurique, le pissement de sang étant chez lui un phénomène accessoire. Par contre, la douleur est « vive, continue, s'exaspérant au moindre mouvement, rendant la marche impossible ; elle conduisit le malade à l'abus de la morphine et le poussa à des idées de suicide. »

D'ailleurs la question de la douleur dans les néphrites et de sa disparition par la néphrotomie a été magistralement exposée par M. le Pr Le Dentu (1) au Congrès de chirurgie de 1898 ; il cite un cas de néphrite brightique douloureuse où des symptômes violents de coliques néphrétiques avaient fait penser à la lithiase rénale. Le rein mis à nu, puis enlevé, présentait un certain nombre de kystes conglomérés dont plusieurs étaient creusés aux dépens du parenchyme, lequel offrait tous les caractères de la néphrite interstitielle ; de calculs ou de graviers uriques, il n'y avait pas traces. Et M. Le Dentu conclut « qu'il y a des néphrites, même d'ordre médical, totales ou partielles, qui causent des douleurs assez vives, assez tenaces, offrant avec une ressemblance assez accusée, les caractères des douleurs de la lithiase à

(1) Le Dentu. In Congrès de chirurgie. 1898. Séance du 17 octobre.

grosses concrétions, pour que le diagnostic soit impossible sans l'exploration directe par la main, les yeux, l'aiguille et le bistouri. »

Voici d'autre part une observation d'Albarran (Observation XIII) (in compte rendu de l'Association française d'urologie) où les douleurs accusées par le malade furent prises pour de *la névralgie* lombo-iliaque et où un chirurgien consulté avait même proposé au malade de lui pratiquer l'élongation nerveuse.

Ceci nous amène à dire un mot des *névralgies rénales* de leurs rapports avec la néphrite chronique hématurique qui fait l'objet de ce travail. Legueu (1) les distingue en idiopathiques et symptomatiques, ces dernières relevant de maladies du système nerveux ou de lésions de l'appareil urinaire, parmi ces lésions, il ne compte pas celles des néphrites. Or, il est advenu de ces névralgies essentielles ce qui s'est produit au sujet des hématuries essentielles ; le groupe s'en est peu à peu effondré, à mesure que leurs causes véritables sortaient de l'inconnu, et de même que l'hématurie est maintenant reconnue être souvent fonction de néphrite, ainsi la névralgie rénale ou néphralgie a pu être attribuée aux mêmes lésions. Déjà Legueu, dans le mémoire précédemment cité, faisait remarquer que ces névralgies rénales sont souvent accompagnées d'hématuries, et de plus « *qu'on note la présence de l'albumine dans tous les cas* » enfin qu'un grand nombre s'évanouissent après la néphrotomie.

---

(1) LEGUEU. Les Névralgies rénales. *Annales org. génito-urinaires*, 1899.

Ne sont-ce pas là des cas très voisins du type que nous tentons d'esquisser, et ne pouvons-nous pas faire rentrer parmi nos cas les observations IX et X du mémoire de Legueu, la seconde surtout intitulée « Néphralgie hématurique ; néphrotomie ; amélioration (Barker the Lancet, 24 janvier 1885) ?

Concluons donc la question des douleurs dans la néphrite hématurique en disant qu'elles en sont un symptôme important et qu'après avoir, en présence d'une néphralgie, éliminé la lithiase rénale, la tuberculose ou le cancer du rein, il faut, avant de se rejeter sur la névralgie rénale, songer à la néphrite.

Quelle est maintenant la relation qu'on peut établir entre ces phénomènes douloureux et les lésions de néphrite ? Dans certains cas cette dépendance s'explique d'elle-même : au cours d'une hématurie, des caillots expulsés par l'uretère donnent lieu au syndrome douloureux de la colique néphrétique.

Les néphrites médicales ne donnant pas lieu à des phénomènes douloureux intenses, on ne peut mettre ce symptôme que sur le compte d'une congestion intense et surtout de *la périnéphrite adhésive*. Ainsi en témoignent les cas de M. Le Dentu où la néphrotomie superficielle, le simple débridement de la capsule ont suffi à faire cesser les douleurs.

De même la néphrotomie étant toujours précédée d'une exploration du rein, qui ne se peut faire qu'après l'avoir libéré de toutes ses adhérences, produit les mêmes résultats et fait taire les phénomènes congestifs concomitants.

A côté de la triade symptomatique que nous venons

d'étudier existe-t-il d'autres signes présentant quelque importance ? Nous ne le croyons pas : mais nous signalerons encore, pour être complet, deux autres phénomènes : la douleur et surtout la fréquence des mictions que peut expliquer un réflexe réno-vésical ; et d'autre part les résultats de l'exploration du rein montrent qu'il est parfois appréciable au palper, c'est-à-dire augmenté de volume. Ce caractère ne fait, ainsi que nous le verrons plus loin, qu'augmenter les difficultés du diagnostic.

Chose singulière cette hématurie persistante ne semble pas, malgré sa longue durée, retentir d'une façon notable sur l'état général. Il est peu d'observations où les phénomènes d'anémie intense soient très accentués.

Dans la marche de la néphrite chronique hématurique il faut noter un phénomène constant, c'est la *persistance de l'hématurie* ; il est absolument exceptionnel que les urines redeviennent claires, ou s'il en est ainsi c'est pour fort peu de temps. La durée en est très longue puisque le malade de Demons était hématurique depuis plus de quatre ans et que dans les autres observations, nous voyons souvent cités les chiffres de une ou deux années.

Il ressort des considérations développées au cours de ce chapitre qu'à un premier groupe d'observations qui s'appuient sur un examen anatomique positif, nous ferons succéder un autre groupe ; nous y avons réuni les observations qui de par une étude symptomatique complète et en particulier par la constatation dans les urines du syndrome urologique des néphrites, peuvent à juste titre être attribuées à des lésions rénales, et méritent donc d'être rangées à la suite des premières.

DIAGNOSTIC. — PRONOSTIC

Nous ne parlerons pas ici du diagnostic des hématuries qui relèvent de la tuberculose rénale, du cancer ou de la lithiase du rein quand ces hémorragies viennent compléter le syndrome caractéristique de chacune de ces affections. Ce sont là des faits bien connus et sur lesquels il est inutile d'insister.

Nous prendrons le cas d'un malade atteint d'une hématurie, d'un syndrome douloureux simulant la colique néphrétique, chez lequel la palpation du rein, douloureuse à la vérité, ne permet pas de constater une augmentation notable du volume de l'organe.

Le doute peut exister d'abord sur l'origine même de l'hématurie : on ne découvre pas toujours les longs caillots moulés de l'uretère, aussi la cystoscopie se présente comme un moyen important dans la détermination de l'origine de l'hématurie.

La cystoscopie permet de se convaincre de deux points : d'une part de l'intégrité de la vessie et ensuite de l'origine rénale de l'hématurie. Or le premier n'est pas toujours aussi facile à élucider qu'on pourrait le croire si l'on veut bien se rappeler un cas de Picqué où des hématuries *considérables* relevaient de *petits néoplasmes* vésicaux; ce n'est pas là au reste une question de diagnostic pur car plusieurs chirurgiens, faute de cette exploration, ont ouvert la vessie alors que le rein était seul en cause.

Toute lésion vésicale étant écartée, le cystoscope nous permettra de savoir lequel des deux reins se trouve être le siège de l'hématurie.

Le problème se trouve donc désormais réduit à la proposition suivante : étant donnée une hématurie unilatérale, le rein étant difficile ou même impossible à palper par les procédés classiques d'exploration, quelle peut être la cause de cette hémorragie ?

Nous écarterons d'abord le *rein mobile* qui est facile à reconnaître mais qu'il ne faut pas incriminer trop vite La question des relations de l'hématurie et de la néphroptose est loin d'être élucidée; Pasteau (1) qui a rapporté au dernier congrès d'urologie « un cas d'hématurie au cours du rein mobile », ne pouvant invoquer comme cause d'hématurie la néphrite puisqu'il n'y avait eu dans son cas ni néphrotomie, ni constatation de l'état anatomique du rein, ni recherche des cylindres épithéliaux dans l'urine, incrimine d'une part la congestion déterminée par des désordres anatomiques du côté des vaisseaux, allongement, diminution de calibre, torsion du pédicule, et d'autre part la rétention.

Il existe *pendant la grossesse* des hématuries sur la

---

(1) Pasteau. *Compte rendu du Congrès d'urologie*, p. 122.

pathogénie desquelles on est encore mal fixé; à côté des conditions mécaniques de gêne circulatoire directe et de rétention rénale incomplète d'urine, la néphrite caractérisée par des œdèmes, de l'albuminurie et par la présence de cylindres dans les urines peut parfois être incriminée.

La tuberculose rénale prête souvent à confusion; parfois même la néphrotomie n'éclaire pas le problème et il faut le secours du microscope. Tel ce cas de Routier (1) qui par la cystoscopie constatait une hématurie droite. « Je pris le rein à nu, il me parut présenter un point dur, je l'enlevai; le rein enlevé et coupé je ne trouvai plus la lésion; mais M. Pillet qui a examiné la pièce a vu que le sommet d'une papille présentait une lésion tuberculeuse microscopique avec une artériole ouverte ».

Reynier publiait également (dans les bulletins et mémoires de la Société de chirurgie trois cas d'hématuries rénales dont on ne pouvait discerner la cause; la néphrotomie est venue prouver qu'il s'agissait de lésions tuberculeuses avancées, puisque dans un cas l'auteur constata une caverne bacillaire. Comment donc dans ces cas établir un diagnostic? *La bactériologie peut être d'un grand secours; les bacilles seront recherchés dans le dépôt centrifugé des urines; cette recherche sera maintes fois répétée et complétée surtout par l'inoculation à plusieurs cobayes*. Notre observation personnelle, quelque interprétation qu'on puisse en donner, est le meilleur exemple de la nécessité de cette double série de re-

(1) Routier. *Bulletin et Mémoire de la Société de chirurgie*, mars 1895.

cherches bactériologiques : la première avait été négative, la seconde au contraire, l'inoculation au cobaye, fut positive.

Nous ne citerons que pour mémoire l'*hématurie hémophilique* qui est une rareté pathologique, et nous rappellerons qu'on ne peut invoquer cette cause qu'aux seules conditions suivantes :

a) Hémophilie héréditaire, sa constatation chez les ascendants ;

b) Début de l'hémophilie dans le jeune âge ;

c) Localisations antérieures de l'hémophilie sur d'autres organes que le rein.

Toutes ces causes étant écartées, on devra penser à la *néphrite chronique par sclérose rénale* dont les multiples observations récemment rapportées ont contribué plus que les causes énumérées plus haut à réduire chaque jour le nombre des hématuries dites essentielles. A quels caractères la reconnaîtrons-nous ?

Tout d'abord à l'apparition soudaine sans prodrome d'une hématurie qui dure des mois et des années, continue sans être plus influencée par les fatigues que par le repos, hématurie unilatérale comme nous l'a fait constater la cystoscopie.

Les douleurs rénales ou plus exactement réno-urétérales comme dans la colique néphrétique sont un phénomène fréquent, mais moins constant que l'hématurie.

En troisième lieu le cathétérisme des uretères permettant de recueillir un échantillon d'urine de chaque rein permettra de rechercher l'existence du syndrome urologique des néphrites. Quelle est la quantité d'urine, combien d'albumine est excrétée en vingt-quatre heures; l'existence des cylindres hyalins, la recherche du coefficient urotoxique, l'épreuve du bleu de méthylène, la cryoscopie enfin permettront de se faire une idée de l'état anatomique et fonctionnel du rein. *Ces recherches nous paraissent d'une importance extrême dans le diagnostic si épineux des néphrites hématuriques*, et il faut souhaiter que les observations ultérieures nous donnent plus de détails sur ces divers points que la plupart de celles que nous avons eu l'occasion de consulter. Nous insistons une fois encore sur la nécessité de l'examen de l'urine venant de *chaque rein*; alors on pourra affirmer ce que nous ne pouvons à l'heure actuelle que supposer, l'intégrité complète ou presque complète du rein qui n'est pas le siège de l'hématurie.

Un autre caractère de cette néphrite chronique hématurique, c'est la disparition complète de l'hématurie après l'ouverture du rein. N'est-ce pas là un phénomène singulier et unique que cette cessation d'une néphrorragie qui dure depuis plusieurs années?

Voilà pour les éléments positifs du diagnostic. Les éléments négatifs ne doivent pas être pour cela négligés: d'une part l'examen bactériologique des urines, l'inoculation seront négatifs; les signes ordinaires du mal de Bright, les œdèmes et les phénomènes cardio-vasculaires seront à peine ébauchés et manqueront le plus souvent.

Nous ne voulons pour preuve de la difficulté de ce diagnostic que l'embarras que nous avons éprouvé dans la classification de mainte observation que l'on retrouvera à la fin de ce travail.

Mais la question de ce diagnostic peut devenir plus complexe encore : la lithiase, ainsi que la tuberculose et le cancer du rein qu'on peut principalement confondre avec la néphrite chronique hémorragique *s'accompagnnet constamment de lésions néphritiques* et par conséquent de signes qui relèvent de celles-ci. Albarran, qui avait étudié ces lésions dans la lithiase et dans la tuberculose rénale, a présenté au dernier congrès d'urologie les résultats de ses recherches sur « les lésions de néphrite dans les reins cancéreux » sur onze reins atteints d'épithélioma, dit-il, j'ai toujours trouvé dans les portions de parenchyme éloignées de la tumeur des lésions étendues graves de néphrite. Quoi d'étonnant à ce que l'urine sécrétée présente de l'albumine, des cylindres, que les fonctions de ce rein soient troublées ? Dès lors, si le néoplasme ne forme pas une tumeur appréciable au palper, comment ne pas faire une erreur de diagnostic ?

Le pronostic de la néphrite chronique hématurique, grave par la continuité de l'hémorragie, par l'anémie intense qui en peut résulter, devient d'une rare bénignité quand le malade, abandonnant les traitements médicaux qui sont inefficaces, s'adresse au chirurgien qui pratique la néphrotomie.

Dans la plupart de nos observations, l'hématurie cesse vingt-quatre à quarante-huit heures après l'opération pour ne jamais reparaître, au moins dans l'immense majorité des cas. Des malades revus quinze à vingt mois après l'intervention étaient en parfait état de santé.

Les malades ainsi néphrotomisés ne deviennent-ils pas plus tard des brightiques vrais, les lésions de néphrite diffuse ayant avec le temps continué à altérer le parenchyme rénal? C'est là une question que nous posons sans pouvoir la résoudre ; nos observations en tous cas ne nous permettent d'avancer à ce sujet aucune opinion.

TRAITEMENT

Au congrès français de chirurgie de 1898, Demons, de Bordeaux, résume ainsi la conduite à tenir en face des hématuries rénales liées à la néphrite :

« S'assurer par un examen clinique attentif et répété : 1° que l'hématurie est bien de provenance rénale et qu'elle a sa source dans un seul rein ; 2° qu'on ne trouve aucune lésion appréciable dont l'existence supprimerait d'emblée toutes les difficultés du problème.

Mettre à nu le rein, en bien explorer la surface, l'inciser sur le bord convexe et examiner soigneusement la coupe.

Si l'on trouve des lésions reconnues à l'heure actuelle comme incurables par d'autres moyens que la suppression du rein, faire la néphrectomie.

Si l'on ne trouve pas de lésions, ou si ces lésions sont minimes et qu'on puisse espérer les voir disparaître à la suite d'une simple incision, ne pas aller plus loin et garder comme curative la néphrotomie exploratrice déjà faite. »

Nous avons réuni dans le tableau suivant la série des différentes observations de néphrite chronique avec l'intervention chirurgicale et les résultats actuels et élo-gnés qu'il nous a été donné de recueillir :

Péan.	Néphrectomie	»	Guérison	Maintenue 5 ans après l'opération.
Sabatier. . . .	—	»	—	Maintenue un an 1/2 après.
Senator. . . .	—	»	—	Maintenue 9 mois.
Keersmacker. . .	—	»	—	»
Albarran (1° obs.).	Néphrotomie	»	—	Maintenue un an 1/2 après.
Poirier.. . . .	Néphrectomie	Mort	»	2 mois après l'opération.
Pousson (1° obs.).	—	»	Guérison	»
Nimier.. . . .	—	»	—	»
Albarran (2° obs.).	Néphrotomie	»	—	Maintenue 2 ans après
Demons. . . .	Néphrectomie	»	—	Maintenue 10 mois après.
Tédenat. . . .	Néphrotomie	»	—	»
Pousson (2° obs.).	—	»	—	Maintenue 2 ans après
Loumeau. . . .	—	»	—	»
Potherat. . . .	Néphrectomie	Mort	»	»
Albarran (3° obs.).	—	—	»	Maintenue 3 mois après.

Que conclure de ces résultats ?

Que si la néphrectomie comme la néphrotomie peuvent revendiquer des succès durables, la première nous paraît dangereuse, l'état de l'autre rein n'étant jamais exactement connu.

Nous n'en voulons comme preuve que le cas de Potherat dont le malade succomba au sixième jour avec des symptômes d'urémie, celui de Poirier également dont le malade mourut deux mois après la néphrectomie droite par suite des lésions avancées de l'autre rein.

La néphrectomie n'est pas seulement dangereuse : elle

est inutile. L'intervention chirurgicale a en effet un double objet dans la néphrite chronique hémorragique : supprimer l'hémorragie, faire cesser les douleurs. Or, ce double résultat est obtenu avec la néphrotomie. *Cette dernière opération est seule légitime en pareil cas.*

Les cas de guérison par néphrectomie, assez nombreux à la vérité ne prouvent qu'une chose, l'intégrité de l'autre rein.

Le mode d'action de la néphrotomie sur la disparition des hématuries est difficile à expliquer. Pourtant si l'on tient compte de la fréquence des poussées congestives dans les reins atteints de néphrite et de la tension extrême qui en résulte dans toutes les parties du parenchyme enserré dans sa capsule inextensible, on peut supposer que l'incision de cette dernière, en rendant au parenchyme rénal l'élasticité qu'il avait perdue, permet aux parois des capillaires de la région glomérulaire de résister à une tension sanguine que la néphrotomie a rendue normale. D'un autre côté la nutrition des épithéliums relevant de la régularité du régime circulatoire, le débridement de la capsule permet de sauvegarder la vitalité des épithéliums sombres et des glomérules et de rétablir ainsi les fonctions excrétrices de la glande rénale.

Il pourra sembler singulier que nous n'ayons point encore parlé du traitement *médical* de ces néphrites ; c'est qu'il résulte de l'étude de nos observations que ce traitement est absolument vain et que les malades ont dû s'adresser au chirurgien pour obtenir en même temps que la cessation des douleurs la disparition des hématuries.

CONCLUSIONS

1° Les travaux de ces dernières années ont permis de réunir en un groupe autonome un certain nombre d'hématuries rangées antérieurement parmi les hématuries dites essentielles: ce sont ces néphrorragies accompagnées de lésions de néphrite que nous décrirons sous la dénomination de *néphrites chroniques hématuriques*.

2° Au point de vue de l'anatomie pathologique, ce sont *des néphrites mixtes* avec prédominance très marquée des lésions sur l'appareil glomérulaire et sur le tissu conjonctif interstitiel.

3° Ces néphrites chroniques hématuriques reposent au point de vue symptomatique sur les trois caractères suivants:

a) constatation du syndrome urologique des néphrites,
b) hématurie unilatérale,
c) phénomènes douloureux.

Les symptômes ordinaires du mal de Bright font défaut ou sont à peine ébauchés.

4° Cette variété de néphrite chronique, en raison de la persistance de l'hématurie, est chaque jour confondue avec la lithiase rénale, tuberculose ou le cancer du rein.

5° Le traitement médical des néphrites n'a aucune action sur la disparition de l'hématurie ; *la néphrotomie seule fait cesser à la fois la néphrorragie et les douleurs.*

6° Il ne semble pas qu'il y ait une relation de cause à effet entre la néphrite et l'hématurie, mais il paraît plus vraisemblable d'admettre que toutes deux relèvent d'une même cause morbide impossible à déterminer, à l'heure présente, pouvant varier d'un cas à l'autre, et que des observations ultérieures plus complètes au point de vue bactériologique permettront de découvrir un jour.

Observation I

Péan. — De l'intervention chirurgicale dans les affections du rein (*Thèse* de doctorat. Brodeur, 1886).

Néphrite douloureuse hématurique. — Néphrectomie. Guérison.

A. **Histoire de la malade.** — Il y a 5 ans, je fus consulté par M. R... de Rouen, qui m'était adressé par son médecin ordinaire. C'était un homme de 40 ans, qui avait toujours joui d'une bonne santé. On ne relevait aucun antécédent héréditaire digne d'être noté. Jamais de rhumatismes, pas de syphilis. Depuis quelques mois il éprouvait des douleurs excessivement violentes dans la région du rein gauche, douleurs qui lui rendaient la vie insupportable et qui lui avaient fait prendre des habitudes alcooliques. A l'examen du malade qui jouissait encore d'un bon embonpoint, quoiqu'il eût maigri beaucoup depuis quelques mois, je ne trouvai aucune tumeur dans la région du flanc gauche, siège de ces douleurs ; la constatation d'une exagération de sensibilité à ce niveau fut l'unique résultat de mes recherches, et je ne pus, malgré les instances du malade, me résoudre à pratiquer une opération.

Il n'existait aucun trouble vésical, et comme les urines contenaient un peu d'albumine, je pensai à une néphrite guérissable par le traitement médical. Le malade fut traité dans ce sens par divers praticiens distingués : voyant que tous ces soins ne le calmaient pas, M. R... revint me voir à Paris, et comme il hésitait maintenant à accepter un traitement chirurgical, je l'engageai de nouveau à consulter ceux de nos collègues en qui il aurait le plus de confiance. Divers traitements lui furent prescrits successivement, par Lécorché, Peter, Horteloup, Le Dentu, Guyon, Brongniart ; ce dernier lui fit prendre les eaux de Contrexéville.

Malgré les soins éclairés de tous mes collègues et confrères distingués, *les douleurs persistaient, partant du rein gauche et s'irradiaient sur le trajet de l'uretère jusque dans la partie correspondante du scrotum.* Ces douleurs vives, continues, s'exaspérant au moindre mouvement, rendaient la marche impossible. L'analyse des urines, répétée souvent par H. Fauvel et d'autres, montra qu'il y avait toujours *une certaine quantité d'albumine* 1 *gr.* 70 *à* 70 *centigrammes par litre, des globules de sang,* des sels calcaires (oxalate et phosphate de chaux).

La persistance des douleurs vives et continues avec exacerbations fréquentes, fit conclure à plusieurs de nos confrères que celles-ci étaient dues à la présence d'un calcul qui déterminait de temps en temps des poussées inflammatoires dans le rein gauche, et M. Peter se prononça pour la néphrectomie.

Dans les sédiments urinaires, on trouvait :

1° Leucocytes en quantité peu considérable ;

2° Hématies plus nombreuses que les leucocytes ;

3° Cristaux d'oxalate de chaux en petit nombre ;

4° Cellules épithéliales de la vessie et des détritus épithéliaux en quantité modérée.

L'urine rendue en 24 heures n'excède pas la moyenne normale. Le poids des leucocytes et des hématies correspond au quart de celui de l'albumine, et la coloration rouge-orangé de celle-ci est due à un mélange d'urobiline et d'un peu d'uroérythrine. Il n'y a ni sucre, ni tubes urinaires, ni spermatozoïdes, ni matières grasses en quantité notable. L'albumine est plus abondante dans les urines du jour que dans celles de la nuit (Méhu).

Jamais le malade n'a éprouvé de troubles du côté de la vessie, qui ne contient pas de calculs. Malgré le traitement médical le plus rationnel, M. R... souffrait de plus en plus et les nombreuses injections hypodermiques de morphine qu'on lui faisait, et qui l'avaient rendu véritable morphinomane ne pouvaient lui rendre le sommeil. La vie lui était devenue insupportable et, fou de douleur, il menaçait de se détruire si on ne le soulageait pas.

B. **Intervention chirurgicale.** — *Néphrectomie lombaire* (le 18 janvier 1886).

C. **Suites immédiates et résultats éloignés.** — Suites régulières. Le malade rentre chez lui le 1er février. Revu à diverses reprises, il n'éprouve plus de douleurs, il a repris ses forces, sa santé est très satisfaisante.

Legueu, qui rapporte cette observation dans son travail de 1891, dit avoir eu des nouvelles du malade *qui vit encore* 5 *ans après l'opération*, mais présente des signes manifestes de tabes confirmé.

D. **Examen histologique.** — L'examen très détaillé du rein pratiqué par le Pr Cornil conclut qu'il est atteint de *glomérulite, et présente un état d'altération des tubes urinifères,* comme dans la néphrite albumineuse peu avancée.

Observation II

Sabatier. — *Néphralgie hématurique. — Néphrectomie. Guérison.*

(*Revue de chirurgie*, 1889.)

Maizonnat Marie, 30 ans, tisseuse, est entrée le 1er octobre 1886, dans le service de clinique chirurgicale de M. le Pr L. Tripier (Hôtel-Dieu, salle Sainte-Anne, no 23). M. le Dr Sabatier remplaçait alors M. le Professeur en congé.

Antécédents héréditaires. — Nuls. Toutefois parmi les dix sœurs ou frères de la malade, l'une d'elles est morte à 21 ans, toussait beaucoup, vomissait du sang noir, avait à la fin de ses jours une expectoration abondante et purulente.

Histoire de la malade. — Bonne santé pendant l'enfance et la jeunesse.

A partir de 1878 et 1879, divers phénomènes pathologiques se produisirent, dont la sévérité alla peu à peu croissant. Oppression inaccoutumée, œdème des membres inférieurs, surtout marqué à droite, gonflement douloureux du flanc droit survenant par crises, tels furent les accidents qui obligèrent enfin la malade à entrer dans un service hospitalier. — Trois séjours successifs dans les salles de M. le Pr L. Tripier.

L'observation recueillie alors fut ultérieurement publiée dans la thèse de notre excellent ami M. le Dr Thouvneoux. L'attention était attirée du côté de l'analyse des urines et l'on recherchait dans ce liquide le bacille tuberculeux. Les urines boueuses, grisâtres, de couleur café au lait, très albumineuses, présentaient par le repos un dépôt blanc, abondant. La quantité émise était très restreinte, la malade n'urinant que 100 grammes environ tous les 2 ou 3 jours.

L'analyse chimique donna 2gr,07 d'albumine par litre, et M. Méhu de Paris dressa d'autre part le tableau suivant :

Densité.	1 009 à 90
Urée.	6,1
Matières grasses.	3,54

L'analyse microscopique, faite au laboratoire de M. le Pr Cornil, révéla la présence de nombreuses bactéries, mais nullement de bacilles tuberculeux.

6 avril 1885. — Nouveau séjour à l'Hôtel-Dieu (service de M. le Dr Clément).

La malade continue à présenter les mêmes phénomènes : céphalées, vomissements très fréquents, état nauséeux permanent et surtout crises douloureuses toujours localisées au flanc droit. La palpation éveille de la douleur au niveau du rein droit, mais l'on ne constate point de tumeur.

Urines foncées, brunes, hématuriques, albumineuses, émises en très petite quantité. Par le repos, formation d'un abondant précipité grumeleux, composé de cristaux de phosphate ammoniaco-magnésien. Mictions très rares.

26 juin 1885. — Service de M. l'agrégé Perret, hôpital de la Croix-Rousse, salle Sainte-Clotilde, n° 44.

Persistance des symptômes signalés déjà, mais apparition de crises de coma tout à fait semblables à des attaques d'urémie. Le diagnostic fut porté avec d'autant plus de logique que les mictions étaient peu fréquentes et les urines altérées.

Les attaques comateuses furent régulièrement combattues par des saignées.

16 août 1886. — Service de M. le Dr Clément, Hôtel-Dieu, salle des femmes fiévreuses.

On constate toujours les mêmes faits, des accès douloureux, à intervalles variables, dans la région du rein droit. La douleur violente nécessite de nombreuses injections de morphine. Chaque accès semble suivi d'une exagération de l'hématurie, puis le sang disparaît peu à peu, à mesure que l'on s'éloigne de la crise, mais les urines laissent toujours néanmoins déposer un précipité sédimenteux très épais.

1er octobre 1886. — Une détermination paraissant urgente en raison des vives douleurs éprouvées, Marie Maizonnat, sur les conseils de M. le Dr Clément, est transférée dans une salle de chirurgie (clinique de M. le Pr Tripier, salle Sainte-Anne, n° 23).

Les diagnostics jusqu'alors émis avaient été nombreux et peuvent se résumer en ce tableau synoptique :

Rhumatisme articulaire ; tuberculose rénale. Péritonite tuberculeuse ; urémie.

Hémoglobinurie paroxystique.

Nervosisme ; simulation.

Néphrite calculeuse.

15 octobre. — État général satisfaisant, peu d'amaigrissement, rien aux poumons, les sommets sont sains ; pas de toux, pas d'oppression. Rien au cœur. — Digestions bonnes relativement, mais vomissements assez fréquents.

État local. — Douleur sourde, profonde, au niveau du rein droit. Cette douleur unilatérale rend le décubitus difficile du côté correspondant, la marche pénible, courbée en avant et à droite. La toux, les mouvements l'exaspèrent. Cette sensation douloureuse du flanc droit est persistante, mais de temps en temps, traversée par des périodes d'augment. Environ deux fois en un septénaire, quelquefois seulement tous les dix jours survient une véritable crise, avec irradiation vers l'uretère et la vessie, vers le membre inférieur droit, vers le diaphragme et l'épaule droite. Ces crises, la malade les prévoit dès la veille par un peu d'inappétence et une sensation de malaise général. Elles ont une durée moyenne de 2 heures et diminuent progressivement. Pas de mouvement fébrile avant ou après. Aucune douleur du flanc gauche.

A l'examen de la région lombaire droite, on ne constate nulle déformation. Pas de tumeur, pas de signes de fluctuation, pas de dureté. Mais la palpation provoque de vives souffrances, entre les dernières fausses côtes et l'ombilic. Le foie a son volume normal et la vésicule biliaire n'est le siège d'aucune tuméfaction appréciable.

État de la miction. — Envies d'uriner fréquentes, nécessitant le cathétérisme depuis plus d'un an. Le ténesme est constant, mais la malade toutefois ne se sonde que deux fois par jour. Aussitôt après les crises, l'urine est trouble, chargée de sang et de mucus ; elle se clarifie ensuite peu à peu. Jadis il y a eu de l'urine pendant un ou deux jours ; aujourd'hui la miction se fait régulièrement deux fois par jour, par le cathétérisme, il est vrai.

La malade est sondée. On retire très peu d'urine. Une injection boriquée ne ramène aucune trace d'urine purulente. — Jamais de calculs, jamais de gravelle.

Dans les premiers jours d'octobre 1886, à diverses reprises, on a examiné le liquide urinaire (laboratoire de M. le Pr Lépine). Voici les résultats de ces diverses analyses :

Quantité	Urée	Densité
500 gr.	15,75	10,18
600 —	16,25	id.
750 —	18,75	id.
600 —	17 »	id.
450 —	22,50	id.
600 —	18,50	10,21

Les recherches montrèrent également la présence du sang, *celle de l'albumine variant de 0,75 à 1 gramme par litre, l'absence au contraire de tout bacille tuberculeux.*

En possession des renseignements sur l'état local et sur la teneur de l'excrétion rénale, le chirurgien dut établir son diagnostic.

L'idée de tuberculose fut à priori rejetée.

La présence du sang en nature et tel, qu'on observait parfois de véritables caillots, nous fit éloigner également l'hypothèse d'une hémoglobinurie paroxystique. Il ne pouvait non plus être question d'une tumeur. Un calcul du bassinet obstruant de façon intermittente l'embouchure urétérale expliquait bien au contraire l'évolution par crises des douleurs, leur siège fixe et leur intensité, l'apparition du sang dans le liquide urinaire et ses variations de quantité, l'aspect trouble de l'urine quand le sang faisait défaut, la persistance d'un bon état général.

En définitive, jugeant avoir affaire à un calcul du rein, nous nous résolûmes à intervenir.

Intervention. — 1886, 16 octobre. Spray dans la salle, deux heures avant l'opération. Anesthésie à l'éther. La malade couchée sur le côté gauche on fait saillir la région lombaire droite, soigneusement savonnée et lavée de solutions antiseptiques. Incision parallèle au rachis, à 9 centimètres au dehors, allant de la dernière côte près de la crête iliaque. A ce niveau, changement brusque de direction. L'incision dirigée en avant parallèlement à la crête, prend ainsi la forme d'un L. On divise la peau, le tissu cellulaire sous-cutané, le plan musculo-aponévrotique. Arrivé dans le tissu celluleux sous-péritonéal, on reconnaît en avant le côlon, en arrière le bord externe du carré lombaire et correspondant à ce muscle, le bord externe du rein. Afin de permettre un examen plus facile je me décide à réséquer la dernière côte sur une étendue de près de trois centimètres. Pendant cette manœuvre, on aperçoit nettement la plèvre pariétale soulevée par les mouvements respiratoires. La résection étant pratiquée d'après la méthode sous-périostée, le danger de l'ouverture de la plèvre est facilement écarté. Peu d'hémorragie ; ligatures au catgut.

On peut alors en toute liberté explorer la région. Le rein a son volume normal.

Réfléchissant qu'un calcul peu volumineux, enclavé au coin du rein, pouvait par là même échapper à une recherche périphérique, je me déterminai à une néphrotomie exploratrice.

Le rein ouvert au bistouri le long de son bord externe, je pus introduire mon doigt et visiter le bassinet et les calices. Nul corps étranger, point de calcul.

Deux raisons m'entraînèrent à exécuter la néphrectomie. L'incision du rein avait occasionné une hémorragie inquiétante, en outre il y avait la possibilité de l'existence d'une lésion urétérale. La suppression du flot urinaire en amont devait supprimer les crises douloureuses et faire atrophier l'uretère.

Pour cette double cause, j'embrassai dans une anse unique l'uretère et les vaisseaux. Je dus toutefois poser une seconde ligature sur une artère aberrante qui abordait le rein par son extrémité inférieure. Ablation facile, sans hémorragie aucune. Suture de la paroi au catgut. Deux drains sont placés à la partie inférieure de la plaie.

Suites opératoires. — 17 octobre. La température vaginale monte le soir à 39°. Anorexie; le sommeil est procuré par des piqûres de morphine. Pas de ballonnement du ventre; douleurs vagues au niveau de la plaie et de la région hypogastrique, mais beaucoup moins violentes que celles éprouvées auparavant. Rien d'anormal au pansement. Le sang contenu dans l'urine a presque totalement disparu.

18 octobre. — Même état. T. = 38°,4, M.; 37°, S.

Urine. . . . .
- 500 grammes en 24 heures.
- Densité 1 025.
- Urée 15,50.
- Traces d'albumine.
- Traces de sang.
- Un peu de bile.

Pour la première fois depuis 18 mois, la malade a uriné sans le secours de la sonde.

19 octobre. T. = 38°,5, M.; 39°,9, S. Cette température du soir est la plus élevée que la malade devait présenter. Le ventre cependant n'est pas ballonné et reste souple. Le facies n'est pas grippé, mais il y a eu des vomissements bilieux.

Douleurs modérées à la plaie. Mictions sans cathétérisme. Plus de sang dans l'urine. Le liquide devient moins trouble; il se clarifie de plus en plus.

Vin de Champagne, boissons glacées, opium.

20 octobre. — T. = 39°, M. ; 39°,7, S. État général amélioré. Pas de vomissements. Pas de péritonite.

Urine. . . . . { 300 grammes en 24 heures.
Densité 1 031.
Urée 28 grammes.
Traces d'albumine.
Sang inappréciable.

21 octobre. — T. = 38°,5, M. ; 39°,4, S.

Urine. . . . . { 750 grammes en 24 heures.
Densité 1 022.
Urée 22,25.
Albumine 0,25.

22 octobre. — T. = 38°,4, M. ; 39°,7, S.

Urine. . . . . { 500 grammes en 24 heures.
Densité 10 18.
Urée 22,50.
Albumine 0,50.

La malade se plaignant de divers phénomènes intestinaux, un lavement purgatif lui procure une débâcle abondante et un soulagement notable. Il semble que l'intestin consécutivement à l'opération ait été frappé d'une sorte de parésie réflexe.

23 octobre. — T. = 38°,6, M. ; 39°, S. Les crises douloureuses ont totalement disparu.

La fièvre tombe. Les vomissements ne se sont pas reproduits et la malade s'alimente.

29 octobre. — Bon état local et général. En tirant légèrement sur le fil du pédicule, la ligature suit la main et tombe. Pas d'hémorragie. Température normale.

15 novembre. — *Plus de crises douloureuses.* Plus de sang dans l'urine qui présente seulement un précipité muqueux. *L'albumine essayée par plusieurs réactifs est tout à fait absente.*

La malade se lève depuis plusieurs jours, se tient droite et non plus courbée en avant et à droite. Elle prend de l'embonpoint. Part en convalescence.

1886, 15 décembre. — La malade se porte bien, a engraissé ; elle n'a jamais plus éprouvé les crises douloureuses, depuis le jour de l'opération. Le sang n'a plus reparu dans l'urine; ce liquide toutefois continue à présenter un dépôt muqueux. La marche ne s'effectue plus, le corps penché en avant et à droite, mais dans l'attitude normale. Les mictions s'accomplissent sans exiger l'emploi de la sonde. La malade a enfin repris la profession pénible de tisseuse.

A la date de ce jour, les menstrues, momentanément supprimées par l'opération, ont reparu pour la première fois.

1887, 1er décembre. — Maintien de la guérison. Jamais de crises douloureuses, jamais d'hématuries, mictions volontaires sans cathétérisme. Le repos laisse cependant toujours se former un dépôt muco-phosphatique au fond du verre.

Urine. . . {
Un litre.
Urée 19.
Acide urique 0,200.
Phosphates 2,90.
Pas d'albumine ou traces très légères.

La cicatrice de l'incision ayant une tendance à céder sous la pression intestinale, je conseille le port d'un bandage approprié.

La malade a cependant conservé un symptôme inquiétant, en apparence ; elle a eu pendant quelques jours, au mois d'août 1887, des attaques comateuses rappelant le coma urémique, ayant eu jusqu'à trois heures de durée et semblables à celles qu'elle avait autrefois présentées à l'hôpital de la Croix-Rousse, dans le service de M. Perret. On ne doit pas, à mon avis, s'exagérer ces phénomènes, car je les crois de nature purement nerveuse.

Discussion. — Au terme de cette longue histoire pathologique, quel diagnostic rétrospectif devrons-nous porter ? Le rein enlevé ne contenait aucun calcul ; à sa surface se dessinaient de larges taches à contour tréflé, d'aspect graisseux, mais les sections ne pouvaient déceler à l'œil nu l'existence d'une néphrite. La constatation de ces taches graisseuses nous avait fait espérer que le microscope dévoilerait des lésions intimes, inflammatoires ou de dégénérescence. Cet espoir fut déçu. La note qui nous fut remise par le laboratoire d'anatomie pathologique était ainsi conçue : « *On constate dans ce rein quelque peu d'inflammation conjonctive sans aucune tendance à la suppuration, mais déterminant plutôt de la sclérose.* » Les lésions, on le voit, sont si peu affirmées que nous n'hésiterons pas à reconnaître l'intégrité de l'organe enlevé.

Observation III

Senator. — *Ueber renal Hemophilie. Communication à la Soc. méd. de Berlin* 17 déc. 1890 in *Berlin Klin Woch.* 5 janvier 1891 t. XXVII, p. 9.

Femme de 19 ans.

A. **Histoire de la malade.** — *Antécédents. Début et évolution de l'affection.*

Première hématurie en décembre 1887 à la suite de la période menstruelle ; à ce moment il ne s'agit que d'hémoglobinurie.

Examen gynécologique négatif. Arrêt pendant deux ans.

En 1889 reprise subite de l'hématurie sans relations avec les règles.

Depuis, l'hémorragie (hématurie vraie et non plus hémoglobinurie) persiste avec de courtes interruptions.

Troubles fonctionnels. — En février 1890, femme pâle, non amaigrie. Tous les organes paraissent sains, mictions un peu fréquentes, mais tout à fait indolentes.

Examen physique. Analyse des urines. — Un examen de l'appareil urinaire sous le chloroforme reste absolument négatif. Nitze lui-même constate au cystoscope que la vessie est saine et que le sang est fourni par l'uretère droit. Les globules sanguins sont les seuls éléments surajoutés à l'urine.

Diagnostic et circonstances ayant déterminé l'intervention. — Senator conclut à l'hémophilie en raison des antécédents héréditaires très nets du côté de la ligne paternelle. L'hématurie étant devenue permanente et la malade très anémiée, il conseille la néphrectomie.

B. **Opération.** — 22 avril 1890, Sonnenburg, après avoir constaté que le rein paraît normal, pratique la néphrectomie.

Suites immédiates et résultats éloignés. — Guérison rapide. L'hématurie cesse dès le second jour, et en décembre 1890 (c'est-à-dire neuf mois après l'intervention) la guérison se maintenait.

C. **Examen du rein opéré et diagnostic post-opératoire.** — L'examen microscopique complet n'a pu être fait, parce que le rein a été mis par erreur dans de l'alcool étendu.

Il n'y avait pas de néphrite étendue. L'examen microscopique de quelques cicatrices isolées, étoilées, assez profondes qu'on y trouve, montrent *l'existence d'une néphrite interstitielle limitée.*

Dens les parties superficielles, desséchées avant l'introduction du rein dans l'alcool, on trouve du sang encore bien conservé, extravasé sous forme de foyers hémorragiques. De semblables foyers se trouvent aussi au niveau de plusieurs papilles. La présence de fibrine dans les vaisseaux de gros calibre et dans certains foyers, plaide en faveur de l'existence de dépôts sanguins produits pendant la vie. On trouve également de petites masses fibrillaires dans plusieurs capsules de Bowmann et dans des tubes urinifères. Un petit nombre de ces derniers est dilaté.

En résumé quelques petits îlots profonds et limités de néphrite interstitielle.

Observation IV

Stavely. — Bull. Johns Hopkins Hospital 1893 nº 29.

Ici encore nous ne pouvons que citer les quelques lignes consacrées par Malherbe et Legueu dans le compte rendu du Congrès d'urologie (1899).

« La néphrite encore se révèle évidente sur le rein dont Stavely communique l'observation ; le rein n'est pas enlevé *parce qu'il paraît sain,* mais on prélève un fragment : Flexner l'examine au microscope, et l'on trouve de *la sclérose des tubes, de l'atrophie des glomérules.* »

Observation V

Oliver. — International Clinics october 1895, p. 59.

« Une observation d'Oliver mérite d'être rapprochée des précédentes : un malade qui *saignait depuis quatre ans* est néphrotomisé, et le rein est trouvé sain à part un tout petit kyste du volume d'un pois, mais ce malade meurt de l'opération, et à l'examen histologique on trouve *des lésions manifestes de néphrite interstitielle.* »

Observation VI

Keersmacker. — In *Ann. de la Société belge de chirurgie* 15 déc. 1897.

A. **Histoire de la malade.** — Femme de 43 ans.

Antécédents; début et évolution de l'affection. — Père mort de tuberculose ; mère sujette aux névralgies faciales.

La malade a eu la fièvre muqueuse à sept ans ; scoliose vers 15 ans ; variole à 21 ans. Grossesse et accouchement normaux à 22 ans.

Depuis ses couches (de 1875 à 1894) mictions douloureuses surtout par périodes, mais pas trop fréquentes ; jamais de sang ; urines un peu troubles au moment des crises douloureuses. La malade localise ses douleurs à la vulve et au vagin. Un médecin consulté à diverses reprises a trouvé une inflammation de la matrice et cautérisé le col, ce qui a calmé la douleur.

Première hématurie en décembre 1894 ; *depuis lors toujours du sang dans les urines.* Quelques mois après, fréquence et douleurs des mictions.

État de la malade au mois de juin 1896. — A cette date elle m'arrive se plaignant de devoir uriner dix fois le jour et vingt-trois fois la nuit. Les besoins sont impérieux et accompagnés de douleurs; une fois satisfaits, il lui reste une sensation de douleur dans le bas-ventre durant une à deux minutes. Les urines sont d'un brun foncé, noirâtres et ont une légère odeur fade particulière.

L'examen de la vessie par le palper, le toucher et l'explorateur métallique est négatif; le rein n'est pas sensible à la palpation.

Marche de la maladie et examen divers. — Voici le résultat de l'examen des urines par le Dr Belloy :

Caractères physiques : urine brun sale, épaisse sans odeur, uniforme dans toutes ses portions recueillies durant l'émission, formant lentement un dépôt de même couleur que la partie liquide, qui garde sa coloration même après dépôt : réaction neutre.

Au microscope : dépôt presque uniquement formé de globules rouges gonflés et altérés, pris en masse. Cylindres formés par des globules agglutinés. Globules blancs : faible quantité. Cellules épithéliales : de toutes dimensions et en proportion assez notable. Cristaux : néant.

Bacilles et micro-organismes : néant.

Une seconde analyse faite deux mois plus tard par le Dr P. François donne les résultats suivants :

« Les urines sont fortement colorées ; mises au repos, il se forme un dépôt assez abondant qui, examiné au microscope, se montre constitué presque exclusivement de globules rouges. Pas de cylindres. La recherche du bacille de Koch répétée à plusieurs reprises sur des urines centrifugées, a toujours donné un résultat négatif. »

Le diagnostic restait donc en suspens. La malade ne se plaignait que de la coloration anormale de ses urines, des douleurs de la miction, enfin, depuis novembre 1896, d'une *douleur peu prononcée et intermittente siégeant dans le flanc droit* et s'irradiant vers le grand trochanter.

L'examen cystoscopique fait au mois d'octobre 1896 prouve l'intégrité absolue de la vessie.

Le cathétérisme des uretères nous apprend que de l'urine sanguinolente sort de l'uretère gauche et qu'elle présente les mêmes caractères microscopiques que celle recueillie lors de sa miction, *l'urine qui sort de l'uretère droit est trouvée normale sauf quelques légères traces d'albumine.*

Vers le mois de février 1897, la malade fut atteinte de bronchite accompagnée de fièvre, elle dut garder le lit durant deux semaines, et il lui fallut plus de deux mois pour se débarrasser de sa toux.

Fin mai, l'état général devenant plus faible et comme j'avais constaté dans le flanc gauche une tumeur indolore du volume d'un tiers de rein normal, je me décidai à intervenir.

B. **Opération.** — *Néphrectomie* : pratiquée le 5 mai.

Suites opératoires. — Furent normales. La quantité d'urines émise en vingt-quatre heures oscilla d'abord entre 400 et 600 grammes, puis monta progressivement à 1 litre 1/2. J'ai recherché depuis l'albuminurie vainement, le sang n'a pas reparu. La douleur à la miction siégeant dans la sphère génito-urinaire et qui avait débuté il y a 22 ans, n'a plus été sentie depuis le jour de l'opération.

C. **Examen anatomique.** — *Examen macroscopique.* — Rein de forme normale et de couleur plus pâle que normalement; poids, 110 grammes; hauteur, 11 centimètres; largeur, 5; épaisseur, 2. Pas de kystes périphériques; consistance augmentée; capsule adhérente impossible à décortiquer sans enlever des lambeaux de tissu.

Incisé sur la ligne médiane, on ne trouve aucune trace d'hémorragie; le rein montre sur la coupe les deux substances corticale et médullaire de même couleur brun fauve rougeâtre, au point qu'il est impossible de les distinguer l'une de l'autre. Tout dessin a disparu, sauf aux deux extrémités du rein où l'on distingue des restes de pyramides après fixation au formol, la distinction entre les deux substances étant impossible. On constate alors que la substance corticale est considérablement réduite au niveau de la convexité du rein où elle atteint tout au plus un demi-centimètre; elle est un peu plus abondante au niveau des extrémités. Pas de déposition granuleuse dans la coupe; pas de kystes apparents.

Examen microscopique. — Au niveau de la capsule, rien de particulier à noter. La substance corticale est atrophiée dans la partie immédiatement sous-jacente à la capsule; les canalicules y sont affaissés et les glomérules aplatis et déformés. Entre ces glomérules et ces canalicules, on trouve, les englobant, de tout petits foyers hémorragiques.

Dans le restant de la zone corticale, les glomérules paraissent en règle générale sains. Il n'y a que dans les parties du rein où les pyramides sont le plus sclérosées, que l'on trouve par-ci, par-là un glomérule comprimé dans sa capsule par un exsudat peu volumineux, hyalin, ne présentant pas de traces de globules rouges, ni de globules blancs, mais quelques vacuoles dues probablement à l'action des réactifs durcissants. Cet exsudat se colore assez bien par l'éosine. Les tubuli contorti se présentent par places avec leurs caractères habituels; dans d'autres endroits, ils sont le siège d'une inflammation parenchymateuse se caractérisant par un gonflement considérable de la cellule, au point d'oblitérer la lumière du canal, dégénérescence du protoplasma, altération des noyaux dont quelques-uns ont même disparu complètement. On rencontre par-ci par-là un tube dont la lumière est occupée par un exsudat hyalin semblable à celui que nous avons décrit dans les glomérules.

On trouve encore dans la couche corticale quelques îlots de tissu conjonctif hyperplasié, de formation récente, quoique sans infiltrat de cellules embryonnaires. Les travées conjonctives sont très peu épaisses et renferment par-ci, par-là des traces d'extravasation sanguine.

On n'y rencontre pas de kystes, mais des espaces lymphatiques quelque peu dilatés et renfermant un liquide albumineux légèrement teinté par l'éosine.

Au niveau des pyramides de Ferein et de Malpighi, l'inflammation parenchymateuse est beaucoup moins considérable que dans la couche corticale. Elle est même nulle en beaucoup d'endroits. Par contre, la prolifération conjonctive va en augmentant à mesure qu'on descend vers le sommet des papilles. Il est toutefois à remarquer que cette augmentation suit une marche parallèle à l'augmentation que l'on constate dans la quantité de tissu conjonctif des papilles normales. Dans le tissu cellulaire hyperplasié entre les canalicules, on trouve des épanchements sanguins peu développés, mais très nombreux, se distinguant très nettement des vaisseaux par l'absence de parois limitantes propres. Quelques tubes renferment dans leur intérieur, surtout vers le sommet des papilles, des traces d'épanchement sanguin.

Conclusion : *Néphrite mixte à type hémorragique.*

Observation VII

Broca. — *Ann. org. gén. urin.*, déc. 1894.

Hémophilie rénale et hémorragies rénales sans lésion connue.

Nous pensons que, malgré l'absence de tout contrôle anatomique, cette observation doit être placée à la suite des précédentes : la constatation d'*une hématurie unilatérale* datant de plus d'un an, d'*albumine dans l'urine* et de *cylindres* épithéliaux granuleux ou colloïdes, la disparition de tous ces symptômes à la suite de l'exploration du rein, *trois ans après l'opération*, permettent de ranger ce cas au nombre des néphrites chroniques hématuriques.

A. **Histoire de la malade.** — F... Françoise, âgée de 28 ans, a de bons antécédents personnels et héréditaires : sa mère est morte en couches ; son père est mort jeune, de maladie ignorée ; un frère âgé de 32 ans, est très bien portant ; elle-même n'a jamais eu de maladies et, en particulier, elle n'est pas sujette aux bronchites. Elle a été réglée à 18 ans, avec des retards de huit à douze jours, jusqu'au moment de sa grossesse ; quelques pertes blanches peu abondantes avant et après les règles, pas de ménorragies.

A 26 ans, grossesse terminée par un accouchement normal, à la suite duquel, en novembre 1889, la malade s'est placée comme nourrice ; elle a nourri pendant dix-neuf mois sans aucun accident, sans aucun trouble de la santé; les règles ont reparu au bout de neuf mois.

La première hématurie a eu lieu un mois après le sevrage en juillet 1890. Au moment de ses règles, la malade s'est sentie fatiguée, a éprouvé des douleurs à droite dans la région lombaire et dans l'hypocondre, au-dessous du foie; et, quelques jours après la cessation des règles, elle a vu dans son urine du sang, intimement mélangé comme actuellement, mais moins abondant. Depuis, l'*hématurie n'a jamais cessé,* et, sans qu'on puisse avoir sur ce point spécial des renseignements absolument précis, il semble qu'elle se soit aggravée d'une façon graduelle et continue; jamais, en tout cas, il n'y a eu depuis cette époque une seule émission d'urine normale.

Les douleurs rénales ont également toujours persisté, bilatérales, mais toujours légères et passagères à gauche, tandis qu'*à droite elles étaient très marquées.* Continues, modérément intenses, elles existaient même la nuit; elles consistaient en une pesanteur sourde et jamais elles n'ont revêtu les allures d'une colique néphrétique; en outre, jamais il n'y a eu ni oligurie, ni élimination de calculs, ni même dépôt d'acide urique dans le vase.

La malade s'accommoda assez bien de son état jusqu'en septembre 1891, elle put remplir ses fonctions de bonne d'enfant. Mais, en septembre, elle subit des fatigues en raison de l'accouchement de sa maîtresse, et il en résulta une aggravation de l'hématurie et des douleurs, si bien qu'elle dut s'arrêter.

A ce moment, le Dr de Crésantignes ne trouva aucun autre signe local qu'un abaissement léger, douteux même du rein droit, conseilla le port d'une ceinture pour néphroptose, et, voyant que le résultat était nul, m'adressa la patiente, parce qu'il soupçonnait une lésion organique, tuberculose ou cancer.

Le 21 novembre, je constatai que le rein droit n'était ni hypertrophié, ni abaissé, mais il était très nettement douloureux à la pression dans l'angle costo-vertébral, moins en avant sous le rebord costal, contre le bord externe du muscle droit. Rien de semblable à gauche. L'urine était rendue très foncée par du sang qui lui était intimement mélangé et en faisant diviser la miction dans des verres successifs, il me fut facile de constater que la portion terminale n'était pas plus teintée que la portion initiale. Les mictions sont fréquentes, mais indolentes. L'hématurie n'est pas rendue plus abondante par les secousses de voiture. La malade a bon appétit, n'a pas maigri, a bonne mine; tous les autres organes sont en bon état. Par le toucher vaginal, rien d'anormal n'est senti du côté de la vessie.

En présence de ces symptômes, il me parut évident que l'*hématurie était rénale*, et qu'elle venait du rein droit. Vu l'indifférence des mouvements et des secousses, vu l'absence de toute crise ressemblant à une colique néphrétique, je ne pensai pas à un calcul, mais qu'il existait probablement un début de tuberculose ou de néoplasme à une période où la palpation ne permettait encore de rien sentir. Avant de proposer une néphrectomie, je voulus voir quel serait l'effet du repos au lit absolu : il n'en résulta qu'une aggravation très nette de l'hématurie et des douleurs, si bien que le 27 novembre je fis entrer la malade à l'hôpital Bichat, dans le service de mon maître, M. Terrier.

Les urines avaient été examinées par mon ami, le Dr Vaquez, qui me remit la note suivante : « Urine sanglante, avec une quantité notable de globules rouges et blancs, sans pus. Cylindres de diverse nature, surtout épithéliaux, granuleux; pas de cylindres colloïdes; quelques blocs épithéliaux d'origine rénale; cristaux en petit nombre. Pas de bacilles de Koch. En somme, rien ne prouvant soit tuberculose, soit cancer; l'urine ressemble à celle d'une néphrite aiguë. »

L'hématurie ayant persisté, malgré le régime lacté, le repos au lit, je me décidai le 17 décembre à entreprendre une opération exploratrice que je craignais bien d'avoir à terminer par la néphrectomie.

B. **Opération.** — Je fis, avec l'aide du Dr Hartmann, une incision qui longea le bord de la masse sacro-lombaire et fut recourbée en bas, parallèlement à la crête iliaque. Sous le muscle carré lombaire, que je fendis, je trouvai le rein dont j'ouvris la capsule adipeuse sur toute la longueur du bord convexe. Je dénudai alors l'organe sur toute sa surface, je l'attirai dans la plaie, je le vis et je le palpai : partout la coloration me parut normale, nulle part je ne sentis de point induré ou adhérent; je palpai de même le bassinet, puis la partie lombaire de l'uretère, et là encore je ne sentis rien. Cette exploration fut répétée par M. Hartmann, puis par M. Terrier : entre leurs mains également elle resta tout à fait infructueuse. Cela étant, je crus inutile de faire la néphrotomie exploratrice, je ne jugeai pas opportun d'enlever un rein qui paraissait normal, et je me bornai à suturer la plaie après drainage. L'opération avait duré trente-deux minutes pendant lesquelles on avait employé 30 grammes de chloroforme.

Suites opératoires. — Absolument régulières; la température ne dépassa pas 37°,3, et au 3e jour la réunion par première intention étant obtenue, fils et drain furent retirés.

La première miction qui suivit l'opération fut sanglante, mais ce fut la dernière de cette espèce. A partir de ce moment, l'urine fut normale à tous égards : pas traces de sang, *pas d'albumine* ni polyurie ni oligurie. La malade se leva le 21e jour, et il n'en résulta aucun symptôme anormal. Elle sortit de l'hôpital le 22 janvier et reprit peu à peu ses occupations.

Je l'ai revue d'abord le 28 mai 1891, en excellent état local et général; sommeil et appétit bons; pas de trace d'hématurie; ni métrorragie, ni leucorrhée. Le rein droit est inaccessible à la palpation; il est indolent spontanément et à la pression. Les règles sont régulières, mais s'accompagnent de douleurs lombaires notables.

Depuis, j'ai vu mon opérée plusieurs fois, j'ai eu de ses nouvelles à tout instant, et, *je crois pouvoir dire, après trois ans d'observation, qu'elle est radicalement guérie.*

Observation VIII

Communication de Pousson (de Bordeaux) *à la Société de chirurgie* (séance du 1er juin 1898).

A. **Histoire de la maladie.** — Mon observation a pour

sujet une femme de 23 ans qui m'est adressée au commencement d'avril de cette année par le Dr Demptos fils (de Libourne) pour des hématuries profuses s'accompagnant de rétention vésicale des caillots avec douleurs et ténesmes des plus violents s'irradiant au rein droit.

Rien à signaler dans les antécédents morbides de la malade sauf une fièvre typhoïde sans complications, à l'âge de dix-sept ans. Mariée à dix-neuf ans, elle a accouché à vingt et un ans, après une grossesse normale, d'un enfant qu'elle a nourri sans en éprouver la moindre fatigue.

Elle n'a jamais eu d'œdème et elle ne se rappelle pas qu'on ait examiné ses urines au point de vue de l'albumine ; mais, à partir du mois de janvier, elle s'est mise à uriner du sang à intervalles de plus en plus rapprochés et en quantité de plus en plus abondante. Ses crises hématuriques répétées, s'accompagnant de douleurs et de ténesme vésical, ont profondément altéré sa santé.

Lorsque son médecin me l'adresse, elle pisse du sang depuis quatre jours et elle m'apporte dans une bouteille les urines rendues la nuit précédente, qui sont rouge vif, et ne contiennent que quelques rares caillots très petits, fragmentés et très rouges. Malgré le traitement hémostatique à l'alun de fer que je lui prescris, l'hématurie, qui cessait trente-six heures après, reparaît au bout de six jours avec plus d'intensité que jamais ; des caillots nombreux et cette fois nettement noirâtres encombrent la vessie et s'opposent à l'issue de l'urine, donnant lieu à des douleurs extrêmement pénibles. Lorsque la malade entre dans mon service le 17 avril, elle est épuisée par trois jours de souffrances atroces et réclame à tout prix une intervention.

L'examen de l'appareil urinaire que je pratique alors à loisir me conduit aux constatations suivantes : la vessie étant débarrassée de ses caillots, le cystoscope permet de constater dans le bas-fond quelques caillots noirâtres comme adhérents aux parois, mais le reste de la muqueuse est plutôt pâle, avec quelques fines arborisations vasculaires, sans saillies papillaires, sans traces de végétations néoplasiques. La région du méat urétral gauche est normale; par contre, la région du méat urétral droit est légèrement vascularisée, les lèvres sont comme turgescentes et œdématiées, de sorte qu'il est beaucoup plus facile de découvrir l'abouchement de ce conduit que celui du côté opposé : l'issue intermittente d'un jet d'urine fortement teinté en rose aide encore à la découverte.

La quantité des urines émise dans les vingt-quatre heures varie de 1 500 à 2.000. Leur teneur en urée et en sels est normale, mais *elles contiennent après filtration* 0gr,60 *d'albumine*. Au microscope, on y trouve de nombreuses hématies, quelques globules blancs et des cylindres rénaux.

L'origine du sang ne peut faire le moindre doute : il provient bien du rein et uniquement du rein gauche. Mais la lésion hématogène elle-même reste obscure et après avoir éliminé les affections, qui donnent le plus souvent lieu à un saignement du rein, lithiase et cancer massif dont la malade ne présente aucun des traits caractéristiques, je m'arrête au diagnostic probable, soit de tuberculose rénale primitive, bien que l'examen bactériologique n'ait pas révélé l'existence de bacilles de Koch, soit d'épithélioma du bassinet ; et étant données l'anémie profonde dans laquelle les pertes de sang ont plongé la malade et les crises douloureuses viscérales, que l'expulsion des caillots détermine, je crois devoir intervenir.

B. **Opération.** — *L'opération* est pratiquée le 27 avril. Découverte facile et rapide du rein qui, sa capsule ouverte, est amené à l'extérieur. Il est un peu volumineux et très congestionné ; sa surface est d'une coloration lie de vin, mais sans bosselures, sans irrégularités ; sa consistance n'est nullement altérée ; le bassinet ne semble renfermer à la palpation aucun corps étranger. Ne me contentant pas de cet examen, j'incise l'organe sur son bord convexe parallèlement à ses deux faces jusqu'au bassinet : je constate que la zone corticale est de coloration non uniforme, d'un rouge foncé, comme ecchymotique par places, pâle et anémiée en d'autres endroits ; de plus, je constate au niveau du bassinet un pointillé rougeâtre d'aspect pétéchial des plus nets. En face de ces lésions fort minimes, j'hésite d'abord à faire l'ablation du rein, mais, sachant que celui du côté opposé fonctionne régulièrement, je me décide à la fin pour la néphrectomie.

Les suites de l'opération ont été des plus simples. La plus grande élévation de température a été de 38°,4 le troisième jour. Actuellement la plaie est complètement fermée.

Depuis l'opération, les urines sont demeurées sans traces de sang. La malade rend de 1 400 à 1 600 grammes d'urine dans les vingt-quatre heures, dont la composition dans la dernière analyse est la suivante : urée, 18gr,50 par litre ; acide phosphorique, 1gr,08 ; chlorure, 9gr,70 ; traces impondérables d'albumine ; au microscope, quelques leucocytes et cellules épithéliales pavimenteuses ; pas de cylindres.

C. **Examen anatomique.** — *L'examen histologique* des coupes prises dans les régions pâles et foncées, a montré dans la première une abondante prolifération conjonctive étouffant les vaisseaux et l'appareil glomérulaire qui lui-même présente de l'endo-périartérite ; dans la seconde on voit les glomérules gorgés d'hématies et quelques-unes ayant rompu les vaisseaux se sont répandus dans la capsule de Bowmann.

Observation IX

Albarran. — Diagnostic des hématuries rénales (In *Ann. des mal. des org. génito-urin.* mai 1898).

Homme de 35 ans.

A. **Histoire de la maladie.** — *Antécédents. Début et évolution de l'affection.* — Aucun antécédent morbide ; en octobre 1895, après une longue marche, première miction sanglante et douleurs dans le rein gauche. En décembre de la même année, sans aucune cause, plusieurs mictions de sang en abondance mêlé de caillots. Cette hématurie se renouvelle les 2 et 4 janvier même pendant la nuit.

A ce moment, bien qu'il existe de la fréquence des mictions, la vessie est normale au cystoscope.

Rein gauche un peu douloureux à la pression.

L'urine au microscope est normale, sauf un peu de sang ; pas d'albumine.

Troubles fonctionnels. — Au mois d'avril, très violente douleur du côté du rein droit, ressemblant à une colique néphrétique sans irradiation.

Cette douleur dure huit jours. Quatre jours après, à la suite d'une marche, hématurie durant une journée, puis dans les premiers jours de mai, à diverses reprises, urines sanglantes.

Examen physique. Analyse des urines. — Rein droit augmenté de volume et, au cystoscope, on voit le sang partir par l'uretère droit. Dans l'urine, rares cylindres ; $0^{gr},20$ d'albumine par litre (le malade rend deux litres par jour).

B. **Opération.** — 6 juin 1896 : *Néphrotomie* exploratrice. Rein très gros ; hyperémié. Après l'avoir fendu, on ne trouve aucune lésion appréciable, sauf quelques adhérences de la capsule propre.

Suites immédiates et résultats éloignés. — Guérison opératoire et plus d'hématurie jusqu'en octobre 1897, c'est-à-dire un an et demi après.

A ce moment, hématurie abondante durant 2 à 3 jours.

Les urines, examinées depuis à diverses reprises, ont montré l'existence de cylindres granuleux plus nombreux qu'autrefois et de l'albumine variant de 0,30 à 0,60 par litre.

C. **Examen anatomique.** — *Examen du rein opéré et diagnostic post-opératoire.* — *Néphrite chronique.*

Observation XI

Demons. — *Association française de chirurgie, XIIe congrès,* 1898.

Femme, 24 ans.

A. **Histoire de la maladie.** — *Antécédents.* — *Début et évolution de l'affection.* — Rien dans les antécédents héréditaires.

A 17 ans, la malade étant très forte et très grasse se mit au régime des viandes grillées et de peu de boisson. Elle maigrit si bien qu'elle devint anémique et dut prendre du fer.

Mariée à 19 ans, elle devint enceinte et dut passer cinq mois au lit à cause de douleurs.

Cinq mois après ce premier accouchement elle est prise subitement d'une très vive douleur dans le côté gauche du ventre avec irradiations vers le membre inférieur. Cela dura une demi-journée, à la suite de laquelle elle rendit un liquide noir comme du café, mais une seule fois.

Pas de calcul émis. Le lendemain, reprise des occupations.

Seconde grossesse à 21 ans, normale et terminée par un accouchement normal. A nourri son enfant pendant 17 mois et les règles ont reparu le 18e mois.

Jamais de douleurs de reins pendant les grossesses, jamais d'œdème ; pas d'albumine dans ses urines. Pas de graviers.

Le 28 novembre 1897, à son lever, la malade s'aperçut que son urine était teintée en rouge et elle n'a pas eu une seule émission d'urine incolore depuis.

Aucune douleur.

Troubles fonctionnels. — Le 28 janvier 1898, à son entrée à l'hôpital, la malade présente son embonpoint habituel, mais est d'une faiblesse extrême. Pour aller de son lit à la garde-robe, elle s'est évanouie. Elle mange avec un peu d'appétit et n'a plus les nausées fréquentes qu'elle avait chez elle il y a quelques jours.

Aucun phénomène douloureux du côté de la vessie ; aucun trouble de la miction.

Examen physique. Analyse des urines. — La palpation ne permet pas de sentir les reins, mais la pression dans l'angle costo-vertébral gauche détermine de la douleur. Rien de semblable à droite.

Au cystoscope, la vessie est saine, *l'éjaculation de l'urine par l'uretère gauche est plus fréquente que du côté droit et teintée de sang.*

Rien d'anormal à droite.

L'urine est d'un rouge uniforme du commencement à la fin de la miction ; caillots nombreux tous irréguliers.

L'examen donne : 1 500 grammes en 24 heures ; 11 grammes

seulement d'urée par litre ; beaucoup de sérine et un peu de globuline ; pas de cylindres rénaux, pas de bacilles de Koch.

B. **Opération.** — L'incision exploratrice conduit sur un rein de volume normal, mais de couleur feuille morte.

Décortication facile, cicatrices gaufrées ; de couleur rouge hématique à la surface du rein. Après incision sur le bord convexe le parenchyme paraît avoir la même teinte anormale.

Le rein est enlevé.

Suites immédiates et résultats éloignés. Suites excellentes.

La quantité d'urines émise en 24 heures fut de 1 251 grammes le premier jour, 750 grammes le second jour, puis de 1 000 à 1 500 grammes.

Depuis, la malade a récupéré ses forces et ses couleurs.

10 mois après l'opération, elle allait encore très bien.

C. **Examen anatomo-pathologique** par M. Sabrazès. — Femme présentant des hématuries très abondantes. Rien à la vessie. A l'incision exploratrice du rein gauche soupçonné, on trouve des ecchymoses très étendues et très nettes sous la capsule. On incise le rein suivant son grand bord, et il paraît lardacé. On l'enlève.

Le rein pèse 90 grammes. On est frappé en examinant le rein, de la petitesse de son diamètre transversal, qui mesure 6 centimètres 1/2 à ses extrémités et 5 au niveau du hile. On est aussi frappé de la couleur de ce rein jaune un peu chamois. On est frappé également par la présence d'ecchymoses diffuses sous-capsulaires. La décortication était très facile. Il y a de plus à la surface de ce rein, des dépressions d'aspect cicatriciel, gaufrées, de couleur rouge hématique à la surface, qui contrastent avec la teinte jaune du parenchyme. On voit aussi çà et là des sillons de dépression, tendant à lobuler légèrement le rein. Pas de kystes. Pas de tubercules. Pas d'infarctus.

Lorsqu'on incise ce rein, on constate le même aspect jaune chamois, un peu couleur feuille morte, du myocarde dégénéré. La substance corticale se différencie mal de la substance médullaire. La substance corticale paraît plus épaissie que normalement.

Il est des points dans l'intérieur des pyramides où elle pénètre jusqu'à 1 centimètre 1/2. Petit piqueté rose à la coupe au niveau des ecchymoses sous-capsulaires. Il existe un développement adipeux considérable, qui a envahi toute la région du bassinet et des calices. Ce développement graisseux commence à 1 centimètre 1/2 de l'écorce du rein. Les lobules adipeux, pénétrant entre les pyramides, entourent les calices.

La consistance du rein est peut-être un peu plus fermé que normalement.

La réaction iodée montre qu'il n'y a pas de dégénérescence amyloïde.

Des préparations sont faites.

Coupe du rein au niveau des encoches, acide osmique.

Coupe du rein au niveau des parties adipeuses ; avec section des pyramides et des prolongements interpyramidaux, acide osmique.

Bassinet et parenchyme du rein, acide osmique.

Alcool absolu acétique. Coupe au niveau de points un peu ecchymatiques de l'écorce.

Alcool à 95°.

Examen microscopique. — Le rein est manifestement altéré. Glomérules : un bon nombre d'entre eux sont rétractés et lobulés; leur enveloppe protoplasmique est parsemée de noyaux denses, ovalaires ou pisiformes ; les vaisseaux glomérulaires ne sont plus apparents ; le pédicule glomérulaire est constitué par un large tractus fibreux ; quelques-uns parmi les glomérules remplissent la capsule et lui adhèrent intimement (symphyse glomérulaire).

On voit très nettement colorées en rouge vif des travées conjonctives qui vont s'arborisant dans les glomérules. La paroi capsulaire est manifestement épaissie et mesure une à deux divisions (objectif à immersion). Le revêtement protoplasmique glomérulaire présente parfois un état vacuolaire (graisse?) ou vésiculeux, surtout lorsque la sclérose est totale et que la symphyse capsulaire est complète. Au degré le plus avancé, l'anneau fibreux capsulaire mesure jusqu'à douze divisions (objectif 7) et les vacuoles sont tellement accusées autour des noyaux, que le glomérule a un aspect de réseau conjonctif limitant des espaces clairs, au milieu desquels pointent des noyaux. Il existe, de plus, des hémorragies intracapsulaires. Les globules sanguins sont répandus autour du glomérule et déversés dans les tubes contournés ; en ce point on constate la présence d'hématoïdine amorphe dans les cellules.

En outre de ces divers degrés de sclérose glomérulaire, on trouve de la sclérose diffuse surtout dans la substance médullaire avec des îlots scléreux au centre desquels on trouve des vaisseaux. *Les lésions épithéliales sont moins marquées que les lésions interstitielles* ; le plus souvent les épithéliums sont abrasés et desquamés ; il est des points où ces épithéliums végètent très faiblement, et ont une tendance à devenir adénomateux.

En résumé, on est en présence d'une sclérose du rein, avec prédominance des lésions dans les glomérules et le long des tubes collecteurs. Les hémorragies résultent de ruptures glomérulaires.

Après fixation à l'acide osmique, on constate les lésions susdécrites et en plus, çà et là, de la dégénérescence granulo-graisseuse des épithéliums des tubes, et la présence de gouttes d'aspect hyalin qui s'échappent des cellules dans les tubes. On voit aussi des granulations graisseuses sur la capsule de Bowmann, considérablement sclérosée.

Observation XI

Pousson. — *Néphrite chronique avec hématurie.* — *Néphrotomie.* — *Guérison* (Bull. Soc. Chirurgie) 7 juin 1898.

Joséphine P..., 31 ans, tailleuse.

A. **Histoire de la maladie.** — *Antécédents.* — Père mort accidentellement ; mère bien portante ; une tante morte de tuberculose pulmonaire. Ni frère, ni sœur.

Dans son enfance la malade a été sujette à des blépharites et des kératites à répétition ; elle a eu des adénopathies cervicales suppurées. Pas de fièvres éruptives. Réglée à 16 ans pour la première fois, elle l'a été depuis lors à peu près régulièrement, mais à intervalles éloignés de un mois 1/2 à 3 mois.

Elle n'avait jamais éprouvé aucun trouble du côté de la vessie, lorsqu'en octobre 1898 elle accusa de temps à autre quelque gêne de la miction et présenta bientôt de la rétention pour laquelle elle dut être soumise à des cathétérismes répétés. L'examen de l'appareil génito-urinaire montra que cette rétention était due à la compression du col de la vessie par un fibrome utérin situé sur la face antérieure, dans l'épaisseur de la paroi. Les urines étaient à ce moment normales, la vessie non douloureuse, les reins paraissaient sains. L'hystérectomie abdominale totale, pratiquée le 22 novembre 1898, révèle derrière le kyste l'existence d'une grossesse de 3 mois. La malade se rétablit sans incident et retourne chez elle ayant complètement récupéré le pouvoir d'uriner seule.

Pendant 3 mois, l'état général demeure excellent, mais dans le courant de mars la malade commence à éprouver un peu de fatigue et d'affaiblissement, bientôt suivi d'amaigrissement, l'appétit étant à peu près nul. A ce moment son bras gauche enfle et devient œdémateux : cet œdème varie d'ailleurs d'un jour à l'autre, mais il ne gagne pas le membre inférieur, ni ne se montre à la face. Peu après, le sang apparaît pour la première fois dans les urines, qui sont franchement rouges de la première à la dernière goutte, mais sans caillots, sans douleur à l'émission, sans fréquence des lésions. Il y a 8 semaines qu'elle rend à chaque miction des urines plus ou moins sanguinolentes, mais toujours teintées, lorsqu'elle se décide à venir à la clinique. Après l'avoir examinée, je la sonde et, à son grand étonnement, je retire une urine non hématique. Je la décide alors à entrer à l'hôpital pour se soumettre à notre observation.

État actuel. — Elle entre le 1er mai : salle 2 ; lit n° 27. Son amaigrissement est marqué, mais elle présente cependant une apparence de santé assez satisfaisante. Elle se plaint de souffrir constamment dans la région lombaire gauche de douleurs sourdes qu'exagèrent la marche, la station verticale prolongée et qu'apaise, sans les faire disparaître, le décubitus horizontal. Les mictions ne sont pas plus fréquentes que normalement : 6 fois dans le jour, 1 fois dans la nuit accidentellement ; elles ne sont pas douloureuses. Le sang, qui faisait défaut lorsqu'elle est venue quelques jours auparavant à la clinique, a reparu dans les urines qui sont franchement rouges, très fluides, ne contenant pas de caillots et ne formant aucun dépôt au fond du vase. La quantité rendue dans les 24 heures est de 1 600 grammes et le résultat de leur analyse physico-chimique et bactériologique est le suivant :

Densité : 2101.

Réaction : faiblement acide.

Couleur : rouge sang.

Urée : 14 grammes par litre.

Acide urique : 0,30 par litre.

Indican normal : 0,30 par litre.

Chlorures : 4gr,90 par litre.

Phosphates : 1gr,35 par litre.

Sulfates en (SO^3) : 1gr,10 par litre.

Sérum : } 3gr,70 par litre.
Globuline : }

Pyurie : 0.

Hémoglobine : fortes proportions.

Très nombreuses hématies ; quelques leucocytes ; staphylocoques et bactéries de la fermentation ammoniacale.

L'exploration minutieuse des deux régions lombaires ne révèle aucune tuméfaction des reins, mais la pression du doigt dans le sinus costo-vertébral gauche est très douloureuse : de même la palpation sur le trajet de l'uretère correspondant. La vessie qui se vide bien n'est sensible ni à la palpation hypogastrique, ni au toucher bimanuel. L'examen endoscopique montre une muqueuse vésicale pâle, exempte de toutes lésions inflammatoires ; par l'orifice de l'uretère droit, on voit sourdre l'urine avec sa coloration normale, mais l'orifice du côté gauche ne laisse pas passer de liquide.

A part l'amaigrissement précédemment signalé, la santé générale de la malade est assez bonne ; l'œdème partiel, qu'elle a présenté à un moment donné, a disparu, et *elle n'offre aucun des signes du brightisme.*

Elle est mise en observation, et continue à rendre des urines sanguinolentes jusqu'au 12 mai, époque à laquelle elle quitte l'hôpital pour aller passer quelques jours dans sa famille.

Le 19 mai, elle rentre pour la seconde fois dans nos salles, parce que des phénomènes nouveaux autres que les hématuries se sont produits. Après avoir cessé deux jours, le lendemain et le surlendemain de son arrivée chez elle, le pissement de sang a reparu abondant, colorant fortement l'urine en rouge, mais sans donner lieu à la formation de caillots. La malade, qui jusqu'alors n'avait jamais éprouvé de troubles gastro-intestinaux, a depuis une huitaine des vomissements survenant inopinément en dehors de l'ingestion des aliments : son alimentation est d'ailleurs à peu près exclusivement composée de lait. Elle accuse des douleurs de tête continues et quelques troubles de la vue ; elle se plaint également d'une grande faiblesse dans les jambes ; pas d'œdème. La quantité des urines toujours sanguinolentes est de 1 250 grammes et leur analyse complète, pratiquée le 13 mai, donne :

Volume : 1 150 grammes.

Densité : 1 008.

Réaction : acide.

Couleur : rougeâtre.

Urée : 5 grammes.

Acide phosphorique total : 0,35.

Chlorure de sodium : 0,52.

Albumine : traces.

Hémoglobine : présence.

Globules sanguins nombreux.

Cellules épithéliales, pavimenteuses.

Jusqu'au 29 mai l'état reste stationnaire et la quantité des urines oscille entre 1 000 et 1 500 grammes, leur coloration variant du rose au rouge vif, suivant les jours.

Le 29, les vomissements deviennent plus fréquents ; ils se produisent dès que la malade absorbe un peu de lait, et même en dehors de cette circonstance; l'analyse chimique y fait constater 0,62 centigrammes d'urée par litre ; la céphalée est intense, les troubles de la vue plus accentués ; la dyspnée, qui, jusqu'alors a fait défaut, apparaît sans que l'auscultation révèle de lésions pulmonaires. Le pouls est petit, mou, dépressible sans augmentation ni diminution de fréquence. Pas de bruit de galop ; pas d'œdème. Le visage est pâle, terreux, les traits sont tirés ; la malade est abattue et somnolente.

L'analyse des urines donne :

Volume : 1 600 ; densité : 1 007 ; réaction acide ; couleur jaune rougeâtre ; aspect louche ; sédiment faible ; urée : 3gr,80 ; acide phosphorique total : 0,47 ; chlorure de sodium : 1,55 ; albumine : 0gr,15. Hémoglobine : petite proportion.

Globules sanguins : nombreux.

Cellules épithéliales pavimenteuses.

Cet état alarmant persiste jusqu'au 6 juin. A ce moment une certaine détente survient dans les accidents : les vomissements s'espacent et ne se produisent plus qu'une ou deux fois dans les vingt-quatre heures ; la céphalée, la dyspnée, les troubles oculaires s'amendent et la malade, moins abattue, moins somnolente, se lève, va et vient dans la salle avec une apparence de santé relative. Cependant la douleur spontanée dans la région lombaire gauche est toujours aussi vive et s'exagère par la pression, mais l'exploration de la fosse rénale demeure négative et n'accuse pas la plus légère augmentation de volume du rein. Les urines toujours sanguinolentes et dont la quantité émise dans les 24 heures a été jusqu'alors constamment au-dessus de 1 000 grammes, tombent les 10, 11 et 12 juin à 780 grammes, 750 grammes, 720 grammes, avec une proportion d'urée de 4 à 6 grammes et d'albumine de 0,15 à 0,25.

Je profite de cette euphorie relative pour pratiquer la néphrotomie.

B. **Intervention.** — Le 13 juin, après la chloroformisation, qui ne présente aucun incident, je découvre rapidement le rein par incision lombaire curvo-rectiligne. L'organe extrait de sa loge, où il se cache profondément derrière les fausses côtes, apparaît volumineux, congestionné et violacé. Son pédicule comprimé par les doigts d'un aide, j'incise sur le bord convexe d'un pôle à l'autre, de part en part jusqu'au bassinet. Une très grande quantité de sang veineux, très noir, s'écoule au moment de l'incision, et lorsque cet écoulement a cessé, les surfaces de section montrent que la couche corticale, plus épaisse que normalement, est plutôt pâle jaunâtre, tandis que la substance médullaire est d'un rouge foncé. Le bassinet ne présente aucune lésion. J'enlève pour l'examen histologique une tranche mince comprenant les deux substances. Je place alors une mèche de gaze dans le bassinet, que je fais sortir au milieu de l'incision dorsale, de manière à établir un drainage, puis je suture à l'aide de deux points de catgut le rein à ses extrémités au-dessus et au-dessous de la mèche. Enfin, après avoir fixé l'organe aux plans musculaires de manière à pouvoir le retrouver facilement au cas d'une opération itérative, je ferme la paroi lombaire par une série de sutures à étage jusqu'aux téguments, sauf, bien entendu, dans le point par lequel sort la mèche intrarénale.

Suites et résultats. — Bien que l'opération ait peu duré, la malade est très pâle, son pouls est petit, sa respiration fréquente et superficielle. Après lui avoir fait respirer de l'oxygène, je lui fais faire une injection de 500 grammes de sérum.

Dans la journée, douleur dans la région précordiale, angoisse; cependant la respiration est profonde, de fréquence normale; le pouls qui s'est relevé est bien frappé, régulier, battant 96. Température 36°,8. La malade n'a pas uriné et on est obligé de la sonder. On obtient ainsi environ 250 grammes d'urine fortement teintée en rouge.

14 juin. — La nuit a été assez bonne : atténuation des douleurs précordiales. Pas de vomissements. Pouls fréquent, 112 pulsations; temp. 37°,5 ; respiration 32. La malade a rendu spontanément 800 grammes d'urine fortement teintée en rouge.

Le pansement imbibé de sang, mais sans odeur d'urine, est changé.

Soir. Bon état. Pouls 92, temp. 39°,3, respiration 26.

15 juin. — Pas de douleurs; très grand calme; pas de

vomissements. Pouls 76, temp. 38°,5. Urines 2 000 grammes, non teintées ; il n'en passe pas par la plaie lombaire. L'analyse donne :

Volume des 24 heures : 2 000 grammes ; densité : 1 000 grammes ; réaction : acide ; couleur : jaune ; urée : 7gr,80 par litre, 15gr,60 en 24 heures.

Acide phosphorique total (P^2O^5) : 0,77 ; chlorure de sodium : 3 grammes ; albumine : 0,30 ; cellules épithéliales nombreuses.

Quelques leucocytes.

Rares hématies.

Soir. Pouls 80. Temp. 38°,4.

16 juin. — Toujours bon état ; nuit bonne ; plus de céphalée ; plus de vomissements ; la malade demande à manger, mais on la maintient au lait.

Pouls 96, temp. 38°. Urines jaunes, non sanguinolentes, 1 900 grammes. Le pansement n'est pas mouillé d'urine.

Soir : Pouls 96, temp. 38°,3.

17 juin. — Pouls 72, temp. 38°. Urines non sanguinolentes, 1kgr,800. Pansement non imbibé.

18 juin. — Excellent état. Pouls 72, temp. 37°,5. Urines non sanguinolentes, 1 600 grammes. L'analyse donne :

Volume des 24 heures : 1 600 ; densité : 1 009 ; réaction : légèrement alcaline ; couleur : jaune : urée : 10gr,50 par litre (16gr,20 en 24 heures).

Acide phosphorique total : 0,32 ; chlorure de sodium : 1,90 ; albumine : 0,25.

Cellules épithéliales pavimenteuses.

Quelques leucocytes.

Soir : Temp. 38°,2.

19 juin. — Pouls 76. Temp. 37°,7. Urines très légèrement rosées, 2 000 grammes. Le pansement est sec ; la plaie est réunie au-dessus et au-dessous de la mèche de gaze mise dans la plaie rénale. Cette mèche est enlevée.

Soir : 37°,8.

20 juin. — Très bon état. Pouls 72. Temp. 37°,7. Urines non sanguinolentes, 2 000 grammes. L'analyse donne :

Volume en 24 heures 2 000 grammes ; densité : 1 006 ; réaction : neutre ; couleur : jaune ; urée : 5gr,70 par litre (11gr,40 dans les 24 heures).

Acide phosphorique total (en P^2O^5) : 0,22 ; chlorure de sodium : 1,10 ; albumine : 0,25 ; phosphates terreux.

Quelques leucocytes.

Soir : 37°,8.

21 juin — Pouls 72, temp. 37°. La quantité d'urine émise dans les 24 heures n'est que de 1 000 grammes ; cependant rien n'est passé par la plaie lombaire, qui semble cicatrisée. Ces urines sont un peu rosées et sédimenteuses. L'état général continue à être bon ; pas de vomissements ; la malade commence à manger un peu de blanc de volaille.

Soir : 37°,6.

22 juin. — Temp. 37°,4. Urines jaune rougeâtre, 1 500 grammes. L'analyse donne :

Volume des 24 heures : 1 500 grammes ; densité : 1 010 ; réaction : légèrement acide ; couleur : jaune rougeâtre ; urée : 1gr,20 par litre (16gr,80 par 24 heures).

Acide phosphorique total (en P^2O^5) : 0,60 ; chlorure de sodium : 4,30 ; albumine : 0,30 ; hémoglobine : présence.

Très nombreuses hématies.

Temp. 37°.

23 juin. — Temp. 37°. Urines 1 200 grammes, un peu rosées, mais sans dépôt.

Soir : Temp. 36°,8.

24 juin. — Temp. 37°,6. Urines 1 150 grammes, rougeâtres : un peu épaisses.

Soir : Temp. 37°,8.

25 juin. — Pour la première fois, depuis l'opération, la malade a eu ce matin un vomissement. La quantité des urines rougeâtres ne dépasse pas 1 050 grammes. L'analyse donne :

Volume des 24 heures : 1 500 grammes ; densité : 1 000 grammes ; réaction : acide ; couleur : jaune rougeâtre ; urée : 5gr,60 (dans les 24 heures).

Acide phosphorique total (en P^2O^5) : 0,22 ; chlorure de sodium : 3,50 ; albumine : 0,40.

Sang en assez grande quantité.

Cellules épithéliales.

La malade est remise au régime lacté absolu.

Soir : Temp. 37°,6.

26 juin. — Deux vomissements dans la journée et un dans la nuit ; un peu de céphalée. Urines rosées 950 grammes, contenant 5 grammes d'urée par litre.

27 juin. — Cinq vomissements depuis hier matin ; céphalée plus intense, 800 grammes d'urines rougeâtres contenant 5 grammes d'urée par litre.

28 juin. — Deux vomissements dans les 24 heures, moins de céphalée, 1 000 grammes d'urines rosées renfermant 12 grammes d'urée par litre.

29 juin. — Un vomissement ; l'état semble s'améliorer, 1 100 grammes d'urines rouges, contenant 7 grammes d'urée par litre.

30 juin. — Deux vomissements ; la céphalée a presque complètement disparu ; 1 000 grammes d'urines rosées avec 12 grammes d'urée par litre.

A partir de ce jour, l'état de la malade reste sensiblement stationnaire et elle quitte l'hôpital le 16 juillet. J'ai eu plusieurs fois de ses nouvelles depuis lors : ses urines demeurent toujours sanguinolentes, la quantité excrétée en 24 heures gravite dans les environs de 1 000 grammes, aucune analyse chimique n'a été faite, mais il est probable que la dépuration rénale est insuffisante, car elle présente de temps à autre des accidents d'urémie.

C. **Examen histologique du fragment rénal prélevé.** — L'examen microscopique du fragment après fixation par l'alcool a donné les résultats suivants :

Glomérules. — Les glomérules présentent toutes les lésions, depuis le simple épaississement de la capsule de Bowmann et la présence de quelques tractus fibreux dans le bouquet glomérulaire jusqu'à la transformation fibreuse complète de l'appareil glomérulaire : épaississement énorme de la capsule complètement fusionnée avec le glomérule transformé lui-même en un petit bloc fibreux. Il y a encore un assez grand nombre de glomérules peu ou pas altérés.

Tubes urinifères. — Les tubes pourvus d'un épithélium à bâtonnets (tubuli contorti et branches ascendantes de Henle) sont quelquefois sains. Plus souvent, ils sont altérés et présentent alors soit de la tuméfaction trouble, soit de la dégénérescence granulo-graisseuse, avec ou sans désintégration de la partie interne de la cellule. Ailleurs, dans les grands placards conjonctifs dont nous reparlerons, leur épithélium s'aplatit, change de caractère, devient cubique, clair, indifférent ; les tubes se rétrécissent, si bien qu'ils arrivent à disparaître presque complètement au milieu de ce tissu fibreux assez abondamment infiltré de cellules. Les tubes excréteurs sont dilatés ; l'épithélium est un peu aplati.

Tissu conjonctif intertubulaire. — Il est excessivement hyperplasié ; et cette hyperplasie est distribuée en placards irréguliers, étendus. Les tubes sont très éloignés les uns des autres, et comme il a déjà été dit, beaucoup d'entre eux sont atrophiés. En dehors des placards fibreux, le tissu conjonctif est aussi légèrement hyperplasié.

Vaisseaux sanguins. — Les artères présentent des lésions très accentuées de périartérite et surtout d'endartérite. Quelques artères d'assez gros calibre sont presque complètement oblitérées par endartérite. Ces lésions vasculaires s'observent surtout au niveau des placards d'hyperplasie conjonctive.

En résumé, il s'agit d'une néphrite interstitielle chronique.

Observation XII

Albarran (in compte rendu de l'Association française d'urologie.)

Hématurie des néphrites méconnues.

A. **Histoire de la maladie.** — Il s'agit d'un homme âgé de 53 ans, que je soignais depuis 4 ans pour des douleurs rénales droites s'irradiant parfois le long des uretères : nombre d'examens microscopiques pratiqués pendant cette longue période de temps ont toujours démontré l'*existence d'une petite quantité d'albumine, de* 30 à 40 *centigrammes par litre, parfois encore quelques globules rouges.*

Depuis un an les douleurs sont devenues plus vives, presque constantes, avec des exacerbations à certaines heures de la journée ; on les a prises pour de la névralgie lombo-iliaque et un de nos collègues des hôpitaux avait même proposé à mon malade de lui pratiquer l'élongation nerveuse. Ce diagnostic montre bien que ce malade n'avait aucun symptôme d'une altération rénale, autre que sa petite albuminurie. Il y a un mois, pendant un accès douloureux, ce malade eut une abondante hématurie spontanée qui se prolongea pendant trois jours; je le vis alors, je constatai, par l'examen cystoscopique que le sang jaillissait de l'uretère droit et je fis le diagnostic probable d'hématurie par néphrite.

B. **Intervention.** — Je décidai de pratiquer la néphrotomie. Il y a aujourd'hui douze jours que j'opérai ce malade avec l'aide de mes internes, MM. Duval et Zadok et du Dr de la Calle. Le rein était très augmenté de volume, violacé, turgescent et présentait quelques adhérences : je le fendis largement à son bord convexe, pénétrant jusqu'au bassinet et je pus constater que l'organe paraissait sain, qu'il n'y avait ni pierre, ni néoplasme, ni tubercule.

En regardant attentivement la coupe du rein que le dos du bistouri essuyait, *je vis à la base d'une pyramide un petit noyau grisâtre, guère plus gros qu'un grain de mil, et je l'énucléai pour en pratiquer l'examen microscopique.* La plaie fut suturée en partie, en partie tamponnée, et de ce jour mon malade va bien, ses souffrances ont disparu.

C. **Examen anatomique.** — Le petit noyau énucléé a été coupé par M. Motz dans le laboratoire de Necker; en examinant ces coupes, j'ai vu une série de tubes urinifères avec des cellules mal limitées, grenues, dégénérées souvent à un haut degré; entre les tubes, un développement exagéré du tissu conjonctif, des lésions en somme indiscutables démontrant qu'il s'agit ici d'*une granulation de néphrite chronique.*

Si ma coupe avait porté quelques millimètres plus loin, si j'avais moins largement fendu le rein, si je l'avais moins minutieusement examiné, cette minime lésion m'eût certainement échappé. Ceci montre bien que si les examens macroscopiques positifs du rein pendant la néphrotomie gardent toute leur valeur, les examens négatifs ne prouvent rien, même lorsqu'ils sont pratiqués par des chirurgiens habitués aux recherches d'anatomie pathologique.

Observation XIII

Loumeau (in compte rendu Congrès urologie, 1889, page 129.)

Hématurie rénale brightique.—Néphrectomie. – Mort seize jours après l'opération.

A. **Histoire de la malade.** — Mme V..., 34 ans, sans antécédents héréditaires dignes d'être mentionnés, mère de deux enfants en bonne santé. Toute sa vie n'a été jusqu'ici que surmenage physique et privations de toutes sortes. N'a jamais consulté de médecin jusqu'à l'année 1894. Depuis cette époque, est soignée par M. le Dr Balade pour des troubles dyspeptiques, avec constipation habituelle aboutissant fréquemment à d'abondantes diarrhées. Elle a toujours eu le teint terreux, l'air souffreteux et un appétit des plus irréguliers.

Le 20 août 1898, elle constata pour la première fois la présence du sang dans ses urines, qu'elle rendait d'ailleurs facilement et sans douleur. En même temps, elle se plaignait d'un endolorissement dans le rein gauche et le long du trajet urétral correspondant. Examen négatif du cœur et des poumons. Traitement médical dirigé, sans aucun résultat, contre l'hématurie. Régime lacté mitigé.

Le 10 décembre suivant, je suis appelé à voir la malade. Très affaiblie, elle a la peau et les muqueuses décolorées. Essoufflée au moindre effort, elle éprouve des palpitations quand elle fait une course un peu longue ou qu'elle gravit un escalier. Depuis 4 mois, elle urine le sang d'une manière continue. Cette hématurie est totale, caractérisée par une urine également sanguinolente au début, au milieu et à la fin de la miction. Celle-ci est d'ailleurs normale comme fréquence, indolence et facilité.

Aucun rapport de cause à effet ne peut être attribué par la malade dans la production de ses hématuries, soit au repos, soit à la fatigue. Le décubitus dorsal n'a, pas plus que la marche ou la station verticale, la moindre influence sur leur apparition ou leur diminution. Le rein gauche est toujours endolori, mais cette douleur est soulagée, dit la malade, par le pissement de sang. La vessie est insensible au palper hypogastrique, seul ou combiné au toucher vaginal, lequel ne révèle rien d'anormal du côté de l'appareil génital. L'exploration du rein droit et de l'uretère sous-jacent est négative. Du côté gauche, le rein est légèrement perceptible, mais surtout très sensible à la palpation, qui est également pénible au niveau de l'uretère.

L'examen cystoscopique, pratiqué après lavage boriqué de la cavité vésicale, montre que la vessie est intacte, que l'uretère droit donne issue à de l'urine limpide, tandis *qu'une éjaculation sanglante est fournie par l'orifice urétéral gauche.*

A la suite de cet examen, qui démontre clairement l'origine rénale gauche de l'hématurie, je prescris la continuation du lait, un régime tonique et reconstituant et l'analyse bactériologique des urines. *Cette dernière pratique, à maintes reprises, a toujours été négative au point de vue bacillaire.*

Le 12 janvier 1899, la malade revient me voir. Sa faiblesse est extrême; elle peut à peine marcher. Elle a de fréquentes syncopes qui l'obligent à garder le lit une partie de la journée. L'hématurie n'a pas cessé; si parfois l'urine est un peu plus claire, aussitôt le rein gauche devient très douloureux et les souffrances ne cèdent que lorsque le sang arrive plus abondamment. Très léger œdème malléolaire. L'intervention chirurgicale que je propose comme le seul moyen capable de mettre fin à l'hémorragie n'est pas acceptée.

Le 29 janvier au matin, l'hématurie s'arrête, mais une douleur atroce se produit sur le trajet réno-vésical droit. La douleur s'arrête dès que le sang reparaît dans l'urine. Le fait de voir le rein droit, jusqu'alors silencieux, devenir douloureux à son tour, ne laisse pas que de devenir très troublant.

Mon confrère, M. Balade, croit à la bilatéralité des lésions rénales qu'il attribue au mal de Bright ; ce qui rend, à ses yeux, très problématique l'issue favorable d'une opération sur le seul rein gauche. De mon côté, et malgré l'absence de bacilles de Koch dans les urines, je penche plutôt vers le diagnostic de tuberculose primitive du rein gauche, mettant sur le compte d'un réflexe réno-rénal, émanant du côté gauche, la douleur récemment accusée par la malade au niveau du rein droit, dont le cystoscope m'a précédemment démontré la sécrétion limpide.

Le 1er février, la malade, d'une pâleur cadavérique, repose inerte sur son lit ; son pouls est filiforme, sa voix imperceptible ; le moindre mouvement provoque une syncope. Elle se soumet à l'opération qu'elle n'a plus la force de refuser et qu'elle accepte, comme son unique chance de pouvoir vivre encore pour son mari et ses enfants. Je la fais transporter étendue et avec mille précautions à la Policlinique de Bordeaux, sur un brancard des Ambulances Urbaines.

B. **Néphrectomie lombaire** pratiquée le 2 février, sous le chloroforme, avec le concours de MM. Sengensse et Balade. La découverte du rein est faite sans incident par l'incision recto-curviligne classique, menée de la 12e côte à l'épine iliaque en dehors de la masse sacro-lombaire. La moitié inférieure de l'organe apparaît seule au fond de la plaie, sa moitié supérieure étant cachée dans la cavité thoracique. Après pas mal d'efforts, j'arrive à l'énucléer. Il est très augmenté de volume. La capsule propre est congestionnée, avec çà et là de larges diffusions sanguines sous-jacentes. Dans le but d'économiser le sang de la malade et pour terminer au plus vite l'opération, je ne pratique pas l'incision exploratrice du rein et procède d'emblée à la néphrectomie.

Je lie séparément, l'uretère d'abord, puis le pédicule vasculaire et j'enlève le rein. Dans la plaie, j'enfonce un gros drain entouré de gaze aseptique et je suture la brèche par étages, puis je recouvre le tout d'un pansement compressif.

Suites opératoires. — A partir de l'opération, les urines ont cessé d'être sanglantes; c'est à peine si pendant les trois premiers jours elles ont présenté une teinte rosée, qui a ensuite définitivement disparu. Quant à leur quantité quotidienne, que l'on trouvera indiquée plus loin, elle a varié de 7 à 1500 grammes.

Le 2 février, dans la journée, faiblesse excessive, grande soif, nausées, vomissements. T. V. 38°,4; P. 120.

Le 3, apparition de pétéchies sous la peau des doigts des deux mains; vomissements bilieux; nausées continuelles; grande faiblesse; soif intense; sérum artificiel; caféine, éther. T. 38°,8; P. 104.

Le 5, faiblesse croissante; pouls filiforme, 140; nécessité, pour soutenir la malade, de renforcer les doses de sérum, de caféine, d'éther. Le pansement défait montre que la plaie va très bien; le drain et une partie de la mèche sont retirés. Un lavement donné pour combattre la constipation, dont se plaint l'opérée, amène l'évacuation d'une énorme quantité de matières très dures. Vomissements incoercibles, pendant toute la journée, de glaires, de crachats, de bile. T. 39°; P. 130.

Le 6, la malade se sent mieux; elle ne vomit plus et prend deux litres de lait dans la matinée. Selles diarrhéiques très fétides; soif inextinguible; sécheresse des lèvres, de la langue et de la gorge. Le reste de la mèche de gaze est retirée de la plaie, maintenant réunie. Mais la température reste à 39°,8 et le pouls à 140.

Du 7 au 10, persistance de la diarrhée toujours fétide, avec expulsion de membranes moulées, semblant accuser la desquamation d'une vaste étendue de muqueuse intestinale. Agitation très grande de la malade, autrefois douce et aimable et qui aujourd'hui parle avec volubilité et arrogance, injuriant grossièrement ceux qui l'entourent. Température variable de 38° à 39°, pouls de 110 à 120.

Le 11, vomissements bilieux; diarrhée profonde et muco-membraneuse; urines toujours claires; lèvres et langue plus humides; désunion spontanée de la plaie qui suppure.

Le 14, la malade est très abattue, ses traits sont tirés, son regard sans expression ; la diarrhée continue, ainsi que la suppuration de la plaie, qui est abondamment lavée à l'eau stérilisée matin et soir.

Le 17, prostation profonde ; aspect typhique ; pustules d'ecthyma sur le ventre et les cuisses ; la plaie reste humide ; la température est à 38°,4 ; les urines, rendues involontairement ou mélangées aux selles diarrhéiques depuis plusieurs jours, ne peuvent plus être recueillies isolément.

Le 18, état demi-comateux ; peau sèche ; fuliginosités aux lèvres ; soubresauts dans les tendons ; réponses brèves et saccadées ; humidité persistante de la plaie ; urines légèrement albumineuses ; la mort emporte doucement la malade à 9 heures du soir, après une chute de la température à 37°.

Voici le tableau quantitatif des urines quotidiennement émises par l'opérée pendant les onze premiers jours qui suivirent la néphrectomie :

1er jour.	900 grammes
2e —	1 150 —
3e —	1 150 —
4e —	1 500 —
5e —	1 300 —
6e —	1 250 —
7e —	1 700 —
8e —	1 200 —
9e —	1 100 —
10e —	900 —
11e —	700 —

C. **Examen du rein enlevé.** — Voici textuellement la note que m'a très obligeamment remise à ce sujet M. Auché, directeur du laboratoire d'anatomie pathologique de la Faculté de médecine de Bordeaux :

Le rein, transporté au laboratoire d'anatomie pathologique, pèse 172 grammes. Sa surface est lisse, de coloration pâle. La capsule s'en détache facilement, sans entraîner des fragments de parenchyme rénal. La consistance est normale. A la coupe, on constate de la pâleur de toute la surface de section. L'épaisseur de la substance corticale est de 5 à 6 millimètres dans les deux tiers supérieurs du rein ; elle est seulement de 4 à 5 millimètres dans son extrémité inférieure. Sauf la pâleur déjà signalée, la substance médullaire ne présente rien d'anormal. On ne voit dans le parenchyme rénal ni foyer hémorragique, ni granulation d'apparence tuberculeuse. Sur quelques points de la muqueuse des calices existe un léger piqueté hémorragique.

Des fragments de l'organe, pris dans différents endroits, sont fixés par l'alcool, le sublimé acétique, le liquide de Flemming, la liqueur de Muller, et colorés par l'hématéine et l'éosine, la thionine, la safranine, le violet de méthyle, etc.

Examen histologique. — Tous les éléments constitutifs du rein sont altérés.

Les glomérules présentent des lésions de sclérose à des degrés très variables. Les plus malades (ils sont très rares) sont transformés en un bloc arrondi de tissu scléreux dans lequel, bouquet glomérulaire et capsule sont confondus et dans lequel on ne trouve que quelques cellules fixes à noyaux très allongés situés dans l'intervalle des fibres conjonctives. Ailleurs, la capsule fortement épaissie adhère sur une étendue variable au bouquet glomérulaire, qui est diminué de volume et coupé par 2, 3, 4 travées conjonctives plus ou moins épaisses. Le plus souvent, la capsule est épaissie ; le bouquet glomérulaire, de volume normal, ne lui adhère pas, mais il présente un léger état scléreux caractérisé par l'existence de fibrilles conjonctives, séparant notablement les anses capillaires glomérulaires. Dans la lumière située entre le bouquet vasculaire et la paroi capsulaire, il existe presque toujours un exsudat plus ou moins abondant, formé de petites granulations irrégulières, colorées par l'éosine et quelques rares cellules détachées de la surface, soit du glomérule, soit de la capsule. Les cellules de revêtement du glomérule et de la capsule, sont souvent tuméfiées et saillantes, pourvues d'un noyau ovalaire. Peu de glomérules sont complètement sains.

Les *tubes contournés* sont très altérés. Il y en a peu dans lesquels on puisse trouver des cellules intactes. Dans les moins malades, les cellules épithéliales sont en état de tuméfaction trouble. Presque partout, les lésions sont plus avancées. Le revêtement épithélial forme un anneau protoplasmique fortement granuleux, sans limites cellulaires, de hauteur inégale, mais en général bien inférieur à la hauteur des cellules à bâtonnets normales, à surface interne excessivement irrégulière. Dans cette bande protoplasmique on ne trouve souvent aucune trace de noyaux, parfois 1, 2, 3 noyaux en chromatolyse, représentés par un amas de grains plus ou moins mal colorés, parfois enfin quelques noyaux bien colorés. La lumière des tubes est remplie par une substance granuleuse, provenant de la dégénérescence granulo-graisseuse et de l'abrasion des cellules et par des boules colloïdes arrondies plus ou moins volumineuses.

Les branches ascendantes de Heule sont moins altérées que les tubes contournés. On y trouve des tubes à épithélium normal ou à peu près normal. Mais dans la plupart d'entre eux, les cellules sont en état de tuméfaction trouble avec noyau encore bien conservé. Enfin, dans un certain nombre, les cellules sont en dégénérescence granulo-graisseuse, plus ou moins abrasées, dépourvues de limites, de façon à ne former, comme plus haut, qu'un anneau protoplasmique sans noyau ou avec quelques noyaux altérés.

Dans *les branches grêles de Heule* et dans *les premiers tubes collecteurs*, les cellules épithéliales sont gonflées et souvent en voie de desquamation intense.

Les artérioles et les artères de petit et de moyen calibre présentent souvent de l'endartérite et de la péri-artérite. Autour d'elles, le tissu conjonctif hyperplasié forme des travées qui dissocient et compriment les tubes urinifères. Loin des vaisseaux, le tissu conjonctif, quoique moins hyperplasié, forme un réseau intertubulaire très nettement visible, écartant notablement les tubes les uns des autres.

OBSERVATION XIV (Inédite).

ALBARRAN

Nous sommes redevable de cette observation à M. le Dr Albarran auquel nous exprimons ici tous nos remerciements.

A. **Antécédents.** — Homme de 46 ans, ayant eu il y a environ quinze ans une lésion considérée comme tuberculeuse au sommet du poumon droit, qui fut accompagnée d'une légère hémoptysie. Depuis lors, on n'a retrouvé que des traces de légère induration pulmonaire à droite, et c'est aussi la conclusion à laquelle s'est arrêté M. le Dr Dupré qui l'examina il y a peu de temps. Notons que notre malade avait eu à plusieurs reprises des fièvres paludéennes.

Dans la famille, nous avons pu constater la tuberculose pulmonaire chez le frère, l'arthritisme chez le père et la mère.

B. **Histoire de la maladie.** — Depuis trois ans, le malade se plaint *de douleurs dans la région lombaire droite,* augmentées par la fatigue, sans irradiations marquées, assez intenses parfois pour l'empêcher de vaquer à ses occupations, mais n'ayant jamais pris le masque de la colique néphrétique.

Il y a un an, le malade aurait eu une petite hématurie, quelques épreintes vésicales, et il aurait rendu une petite quantité d'urine sanglante, phénomène qui ne s'est pas renouvelé depuis. A côté de cela, il faut signaler une vieille urétrite postérieure, avec infections du testicule gauche, laquelle s'est toujours terminée par résolution.

La douleur étant devenue plus constante, et plus intense, le malade est venu me consulter en octobre 1899.

A l'examen je constate que l'urètre est normal sauf une légère urétrite postérieure, que la prostate d'une part, les vésicules séminales et les canaux déférents sont normaux des deux côtés. La vessie n'est sensible ni au contact ni à la distension ; la capacité en est de 200 à 250 grammes. Tandis que l'épididyme droit est normal, le gauche est légèrement induré à la queue sans nodosités. Les uretères ne sont pas sentis par le toucher rectal non plus que par la palpation de l'abdomen ; on n'éveille aucune douleur sur leur trajet.

On sent l'extrémité inférieure du rein droit dépassant le niveau des fausses côtes ; il est possible de faire légèrement ballotter ce rein, ce qui provoque une certaine douleur.

Le rein gauche n'est pas appréciable à la palpation et n'est pas douloureux.

Lors d'une analyse des urines faite quelque temps avant ma consultation, on avait constaté l'existence de *traces d'albumine.*

L'examen cystoscopique montra que la vessie était normale. Le cathétérisme urétral ayant été fait facilement à droite, la sonde est laissée en place durant une demi-heure, ce qui a permis de recueillir une notable quantité d'urine. Puis, la sonde étant dans la vessie, on a recueilli de la sorte l'urine totale provenant des deux reins. Voir au tableau ci-contre les résultats de l'analyse faite complètement par M. Bernard.

Je portai le diagnostic de *néphrite probable* du rein droit, avec quelques réserves au sujet d'une tuberculose possible.

Intervention (11 janvier 1900). — Incision lombaire. Je tombe sur une couche graisseuse périrénale indurée, et si adhérente au rein et au foie que j'eus beaucoup de peine à décortiquer ce rein. J'y arrivai enfin et il m'apparut plus gros que normalement, violacé, présentant à sa surface quelques dépressions comme celles que l'on voit dans les néphrites.

Je pratiquai alors une large incision sur le bord convexe jusqu'au bassinet. Un examen très attentif ne révèle pas de lésions tuberculeuses.

La muqueuse du bassinet est lisse et unie. Je suture le rein, je le remets en place, après avoir porté le diagnostic de *néphrite légère et de périnéphrite adhésive.*

	REIN CATHÉTÉRISÉ (droit)	VESSIE
Couleur. . .	Au-dessus de la couche hémorragique, couche d'urine épaisse, jaunâtre, purulente. Après centrifug. : urines opalescentes, le dépôt ayant un aspect laiteux comme du chyle.	Au-dessus de la couche hémorragique, couche d'urine jaune limpide. Après centrifug. : urine limpide.
Réaction. . .	Acide.	Acide.
Albumine. . .	1 gramme, à 0gr,40 cgr.	1 gramme.
Urée. . . .	11 grammes 53 par litre.	7 grammes 68 par litre.
Microscope.. .	Hématies : globules blancs; fragments de cylindres; pas de bacille de Koch, quelques très rares cellules épithéliales.	Globules rouges } moins abon- Globules blancs } dants. Pas de bacille de Koch. *Épreuve du bleu de méthylène :* Début : 1 heure; durée : 5 jours. Intensité maxima : 9 heures. Intensité moyenne : durant 52 h. Marche : trois cycles à ascension : 9^h, 48^h, 96^h.

Suites opératoires. — Normales. Le malade guéri de son opération se lève le 21 janvier; les urines sont normales et le malade ne souffre plus.

DEUXIÈME SÉRIE D'OBSERVATIONS

Nous classerons dans cette série un certain nombre de cas qui se rapprochent par plusieurs côtés de la néphrite chronique hématurique, ou qui, sans preuves suffisantes, ont été rapportés à celle-ci par leurs auteurs.

Nous distinguerons trois groupes de faits :

Dans le premier, il s'agit très vraisemblablement de *tuberculose rénale* ; mais l'examen bactériologique et l'inoculation ont été négligés.

Dans le second, *de formes hémorragiques ou douloureuses du mal de Bright* dans lesquelles le symptôme douleur ou l'hématurie ont pris dans le tableau de cette affection une prédominance marquée.

Le troisième groupe est formé de faits encore plus disparates : il s'agit d'*hématuries à longue durée, accompagnées de douleurs et guéries par la néphrotomie*. Ce sont les hématuries qualifiées à tort d'essentielles, que l'on ne peut évidemment pas rapporter ni à la tuberculose ni au cancer étant donnée leur longue durée, qui ne relèvent pas davantage de l'hémophilie, affection rare, caractérisée par la constatation de l'hémophilie chez les ascendants, dans le jeune âge et en des points divers de l'économie. Il ne manque à ces cas que la constatation de l'albumine et des cylindres, et une description macroscopique détaillée de l'état du rein, pour que nous puissions les ranger dans le groupe des néphrites chroniques hématuriques.

Nous ne ferons que signaler la plupart de ces observations ; nous avons cru cependant devoir reproduire *in extenso* quelques-unes de celles qui ont été citées comme rentrant dans le groupe des néphrites chroniques hématuriques et particulièrement quelques observations étrangères.

1er Groupe.

Observation

Rayer. — Tome III. Maladies des reins, p. 354.

Hémorragies rénales très abondantes ; anémie et affaiblissement progressifs, malgré l'emploi d'une foule de remèdes ; mort. Légères traces d'inflammation chronique dans le rein gauche.

A. **Historique.** — Courtin, âgé de 26 ans, menuisier, né à Dunkerque, entra à l'hôpital Saint-Antoine dans les premiers jours de septembre 1836, pour s'y faire traiter d'une hématurie qui, déclarée trois mois auparavant, sans cause connue ou appréciable, n'avait pas cessé depuis cette époque. M. Guersent fils, chirurgien, aux soins duquel il était confié, et qui avait eu l'obligeance de m'appeler auprès de ce malade, me donna sur ce cas les renseignements suivants : à plusieurs reprises, depuis le séjour à l'hôpital, le malade a déclaré qu'il n'avait point reçu de coup sur la région des lombes, point fait d'efforts violents ; qu'il n'avait pas fait de chute sur la région des reins ; qu'il n'avait jamais éprouvé de suppression d'urine, ni rendu des sables ou des graviers, ou des matières purulentes ou d'apparence laiteuse mélangées avec l'urine; qu'il n'avait point éprouvé de douleurs dans les régions rénales, ni dans la vessie ; que l'appareil urinaire n'avait point été exposé à des excitations anormales ; en résumé, que le pissement de sang était la seule maladie, et que le malade n'avait éprouvé et n'éprouvait aucune douleur dans l'appareil urinaire ; seulement, Courtin avait ajouté que les années précédentes il avait eu de fréquents saignements de nez. M. Guersent déclara que les accidents éprouvés par ce malade depuis son séjour à l'hôpital, étaient parfaitement en rapport avec les déclarations qu'il avait faites.

B. **Etat actuel.** — En effet, l'exploration de la région des reins n'avait fourni aucun indice de néphrite ; celle de la vessie n'avait donné également que des signes négatifs, soit de l'inflammation de cet organe, soit de la présence d'un corps étranger.

Le 9 septembre, le malade était dans l'état suivant : la peau avait une pâleur anémique, comme à la suite des hémorragies abondantes et répétées ; les lèvres et les gencives étaient décolorées ; la langue était pâle ; l'appétit peu prononcé ; les selles régulières, mais la respiration était fréquente ; le pouls donnait 108 pulsations à la minute ; en appliquant l'oreille à la région précordiale, on entendait un très léger bruit de souffle correspondant au premier temps, comme chez les chlorotiques. Le malade avait vomi dans la matinée, pour la première fois. Les facultés intellectuelles étaient intactes.

L'urine était fortement sanguinolente ; le vase dans lequel elle avait été reçue contenait un assez grand nombre de caillots de sang ; les plus considérables formaient de petites masses irrégulièrement arrondies, du volume d'une olive ou d'une noix. La dimension et la forme de ces caillots indiquaient qu'ils étaient formés dans le vase où le sang s'était coagulé. Entre ces caillots, on en voyait plusieurs, allongés en forme de vers, de deux pouces environ de longueur, formés par la fibrine qui s'était coagulée très probablement dans les uretères. Ces caillots étaient décolorés. Quant à la quantité de sang rendue dans les 24 heures, il paraît d'après la déclaration du malade, et à en juger aussi d'après l'aspect anémique du corps, qu'elle était considérable ; on nous assurait que chaque jour, on retirait du vase une assez grande quantité de caillots. La région du rein gauche était douloureuse à la pression même légère ; on nous assura que cette douleur ne s'était déclarée que depuis quelques jours, et postérieurement à un cathétérisme pratiqué pour explorer l'état de la vessie. Cependant l'introduction du cathéter avait été facile et non douloureuse ; l'exploration de la vessie n'avait point, non plus, provoqué de douleurs ; de sorte qu'il était possible qu'il n'y eût pas un rapport immédiat entre cette opération et la manifestation de la douleur dans la région du rein. Au moment de son invasion cette douleur s'était propagée le long de l'uretère dans le testicule et dans la cuisse du même côté ; mais elle était maintenant bornée à la région rénale. Du reste, le rein gauche ne paraissait pas avoir des dimensions plus considérable que dans l'état sain. La vessie n'était point douloureuse à la pression et n'était point distendue. La prostate, explorée par le rectum, n'était point volumineuse, il n'y avait point d'hémorroïdes.

La persistance de l'hémorragie depuis trois mois ; l'absence de douleurs dans la région du rein et dans celle de la vessie pendant plusieurs mois, et leur apparition depuis quelques jours seulement ; l'absence de graviers, de matières purulentes ou puriformes dans l'urine ; enfin l'absence des autres signes propres à la néphrite ou à la pyélite, ne permettaient pas de rapporter cette hémorragie à une lésion inflammatoire du rein. D'un autre côté, l'âge du sujet et l'absence d'une tumeur dans la région rénale, éloignaient l'idée d'un cancer ; l'existence d'un fongus dans la vessie paraissait encore moins probable. L'époque éloignée à laquelle avaient eu lieu les épistaxis, et l'absence de toute autre hémorragie que celles des voies urinaires, ne permettaient pas de s'arrêter à la pensée d'une maladie hémorragique analogue au purpura. Les cas d'hématurie essentielle, marchant vers une terminaison fatale étant des plus rares, je restai incertain sur la nature de ce cas tout en inclinant vers l'hypothèse d'une lésion matérielle.

Lors de l'entrée du malade à l'hôpital, M. Guersent avait fait pratiquer une saignée du bras; des limonades, le ratanhia, des applications réfrigérentes et d'autres moyens encore avaient déjà été employés inutilement dans le but d'arrêter l'hémorragie. On n'avait pas mieux réussi en appliquant un moxa sur la région rénale gauche et en faisant des injections alumineuses dans la vessie. Tout présageait une mort prochaine, et elle eut lieu le 17 septembre. J'assistai à l'autopsie du cadavre, qui fut faite le 19 à neuf heures du matin et je m'empressai de rédiger les résultats de l'autopsie.

C. **Autopsie.** — *État extérieur.* — Décoloration profonde de la peau, qui est d'un blanc jaunâtre. Point de contracture des membres; la bouche est pleine d'écume.

Tête. — Le cerveau est assez consistant, mais humide; à la coupe, le pointillé formé par les vaisseaux divisés est rose pâle. Des caillots fibrineux existent dans les sinus cérébraux de la base du crâne. Le cervelet est sain comme le cerveau.

Poitrine. — Les poumons sont pâles et fortement engoués de sérosité qui flue à la section et surtout à la pression. Les bronches n'offrent point de rougeur; les veines pulmonaires contiennent des caillots fibrineux. Il n'y a point de sérosité dans la droite, ni dans le péricarde; mais il y en a environ une demi-pinte dans la gauche. Le cœur présente une dilatation assez remarquable du ventricule gauche. Les valvules sont saines. Les cavités des oreillettes contiennent des caillots fibrineux.

Abdomen. — Le foie, assez volumineux, dépasse les fausses côtes de trois travers de doigt, surtout près de l'épigastre; la rate est saine; l'œsophage est sain; l'estomac est énormément dilaté par des gaz et les veines gastriques se dessinent à travers ses parois sous la forme de lignes bleuâtres, formées par l'imbibition de sang transsudé; la membrane muqueuse de l'estomac est ramollie. Ces phénomènes paraissent dus à la putréfaction. Les veines intestinales sont aussi très apparentes sur plusieurs portions de l'intestin grêle. Le gros intestin n'offre rien de particulier. Le pancréas est sain.

Le rein gauche, plus volumineux que dans l'état normal, pèse environ 5 onces; la membrane fibreuse en est tellement adhérente en plusieurs points qu'on ne peut la séparer du rein sans en déchirer la surface. Extérieurement, la substance corticale est généralement décolorée, et, sur quelques points, elle est d'un blanc mat jaunâtre, sans offrir la plus légère trace des petits polygones veineux qu'on observe à la surface du rein sain. Cette anémie, légèrement jaunâtre, était tout à fait analogue à celle que j'ai observée dans plusieurs cas de néphrite chronique. On observe en outre, à la surface du rein, plusieurs dépressions irrégulières à fond rougeâtre, comme à la suite des néphrites. Il y a dans le bassinet trois caillots fibrineux, vermiformes.

A la coupe, la substance corticale est sur plusieurs points d'un jaune morbide. La substance tubuleuse n'est point sensiblement altérée. Quant à la membrane muqueuse du bassinet, elle est trois fois au moins plus épaisse que dans l'état naturel. La surface en est rugueuse, inégale, d'une teinte jaunâtre, parsemée de petits points rouges. Les orifices de plusieurs calices sont évidemment rétrécis. Il n'y a, sur la membrane interne du bassinet, ni déchirures, ni ulcérations qui eussent pu fournir l'hémorragie. Le rein placé sous l'eau, de l'air insufflé dans la veine rénale s'échappe seulement par les ouvertures de ce vaisseau, produites par la section ; il n'y a d'ailleurs dans le bassinet aucune ouverture accidentelle par où le sang artériel ou veineux ait pu jaillir. L'uretère de ce côté est plus dilaté que celui du côté droit, et la membrane muqueuse, jusque près de la vessie, offre une altération analogue à celle du bassinet.

Le rein droit, décoloré, de dimension ordinaire, pèse 4 onces environ, et n'offre pas de taches jaunes, ni de dépression comme le rein gauche. A la coupe, les deux substances paraissent saines. La membrane muqueuse du bassinet est épaissie, granulée à sa surface. Cette altération se continue dans le commencement de l'uretère. La veine rénale droite ne contient pas de caillots ; mais il en existe un petit dans celle du côté gauche. Les capsules surrénales sont saines. La vessie contient peu d'urine, non sanguinolente, sans mucus apparent, sans caillots fibrineux. Sur la membrane muqueuse, on voit deux petites taches rouges, éloignées des orifices des uretères. Dans tous les autres points, elle a son aspect normal.

En résumé, les altérations observées chez cet homme prouvent qu'il a succombé à une hémorragie rénale, puisqu'il existait des caillots fibrineux dans la cavité du bassinet du rein gauche. Le rein droit, le bassinet et l'uretère du même côté ne contenaient point de caillots, et on ne peut dire si une partie du sang était fournie par ce rein.

L'augmentation de volume du rein gauche, les dépressions observées à la surface, l'anémie jaune d'une partie de la substance corticale, l'épaississement et l'aspect de la membrane muqueuse du bassinet étaient le résultat d'une inflammation chronique, à laquelle l'hémorragie avait probablement succédé, sans en être une dépendance. L'examen de la vessie a prouvé qu'elle n'avait aucune part à l'hémorragie.

Observation de Nimier

(*Bulletin de la Société de chirurgie* du 8 juin 1898.)

Hématurie rénale chronique. — Néphrectomie gauche, cinq ans après le traumatisme invoqué comme cause de la lésion. Persistance de l'hématurie.

En mars 1893, étant âgé de dix-sept ans, D... fut renversé par l'effondrement d'un tas de fagots qui l'atteignirent surtout à la partie antérieure gauche de l'abdomen. Il perdit connaissance et dut garder le lit deux mois durant, en raison d'une vive douleur au niveau de la région iliaque gauche qui, primitivement, avait été le siège d'une ecchymose.

Huit jours après l'accident, se montra une première hématurie; les urines étaient uniformément rouges, du début à la fin de la miction, sans autres douleurs que celles provoquées, après arrêt brusque de l'urine, par l'expulsion d'un caillot. En plus de l'hématurie, le patient éprouvait de la pollakiurie, surtout nocturne, sans polyurie. Le médecin appelé pratiqua des cathétérismes explorateurs qui restèrent négatifs et prescrivit le régime lacté, de la tisane de bourgeons de sapin et de la térébenthine.

Au bout de quinze jours, les urines avaient presque repris leur coloration normale, conservant toutefois des reflets rougeâtres. Cette amélioration persista trois semaines ; mais, le blessé ayant voulu se lever et travailler, le sang reparut dans l'urine. D... se remit au lit et, sous l'influence du repos en une vingtaine de jours, les urines, à nouveau, redevinrent à peu près claires.

Depuis cette époque, jusqu'au mois de juin 1897, c'est-à-dire *pendant quatre ans, l'hématurie a persisté* avec des intervalles d'amélioration, toutefois sans retour complet à l'état normal et avec des paroxysmes sous l'influence du travail.

En juin 1897, l'hématurie devient persistante et reste telle depuis ; il y a de la pollakiurie nocturne, et de temps à autre des coliques vésicales quand un caillot obture l'urètre.

Le 31 décembre 1897, D... entre dans mon service au Val-de-Grâce, il a 21 ans et est malade depuis près de 5 ans ; il est pâle, un peu bouffi, se plaint de faiblesse. Il accuse de temps à autre quelques coliques le long de l'uretère gauche ; la palpation réveille de la douleur à ce niveau, mais l'exploration de l'abdomen ne décèle rien.

Les urines sont d'un rouge noirâtre uniforme du début à la fin de la miction ; elles mesurent une moyenne de deux litres par jour. Au fond du vase se forme un dépôt glaireux constitué par des globules rouges très nombreux et déformés, très peu de globules blancs, aucun microbe, aucun parasite. Le repos prolongé au lit reste sans effet sur les caractères de l'hématurie.

L'examen cystoscopique, pratiqué à plusieurs reprises, ne fournit aucune indication. J'eus le tort, je l'avoue, de ne pas m'appliquer à reconnaître si les deux uretères déversaient du sang dans la vessie ; mais l'histoire clinique du malade et les phénomènes douloureux relevés dans l'examen actuel ne paraissaient légitimer aucun doute sur *le siège de la lésion dans le rein gauche* ; aussi deux mois après l'entrée à l'hôpital, l'état du malade restant stationnaire, je me décidai à intervenir.

Le 23 février 1898, conformément à l'avis de mon ami M. Tuffier, qui voulut bien venir m'éclairer de ses conseils, je mis à nu le rein gauche par une incision lombaire. La palpation de l'organe décèle une induration de son pôle supérieur et, après l'incision classique, le tissu rénal d'un gris jaunâtre saigne peu ; l'induration semble bien nette au niveau d'une papille et en plusieurs points de la coupe qui, au doigt, donnent la sensation de noyaux indurés. Admettant qu'il s'agit d'une dégénérescence néoplasique, je pratique la *néphrectomie.*

Rien à dire des suites opératoires qui furent très simples. Par contre l'état des urines mérite l'attention.

Vingt-quatre heures après l'opération, D... avait rendu un litre et demi d'une urine sanglante, un peu moins foncée que les jours précédents.

Le 25, après quarante-huit heures, deux litres d'urine plus claire. Dans la quinzaine qui suit, la décoloration s'accentue quelque peu, mais les urines, dont la quantité oscille entre un litre et demi et deux, restent rouges, manifestement sanglantes et fournissent encore quelques caillots au fond du vase. Sans que l'on puisse en reconnaître la cause, leur teinte subit des variations, sans toutefois redevenir noirâtre comme par le passé, sans aussi reprendre la coloration absolument normale. A la date du 7 avril, on note que leur densité est de 1011 et qu'elles contiennent 50 centigrammes d'albumine. Le 8 mai, elles renferment encore de nombreux globules rouges et quelques blancs.

Le 11 mai 1898, deux mois et demi après l'opération, D... est renvoyé dans ses foyers, son état général reste ce qu'il était à l'entrée.

Le rein enlevé a été examiné par mon collègue du Val-de-Grâce, M. Lemoine, qui m'a remis la note suivante :

« Des coupes ont été pratiquées au niveau d'une papille indurée ; leur aspect est uniforme : on ne constate absolument qu'un peu de tissu de sclérose ; les tubes sont sains, leur épithélium est normal, leur lumière est libre.

« En un seul point, tout à fait au niveau de l'extrémité de la papille, on aperçoit *une prolifération intense et diffuse de cellules embryonnaires, sans lacs sanguins.*

« Il ne s'agit très certainement pas de sarcome, encore moins d'épithélioma.

« M. Gombault, qui a bien voulu examiner ces préparations, a confirmé cette manière de voir. *Peut-être s'agirait-il d'après lui de phénomènes inflammatoires d'origine tuberculeuse. On rencontre en effet dans les organes tuberculeux, dans des points plus ou moins éloignés de la néoplasie tuberculeuse, des agglomérations de cellules embryonnaires diffuses, semblables à celles observées sur des coupes.*

« Des préparations faites dans le but de déceler la présence des bacilles de Koch n'ont donné que des résultats négatifs ».

2e Groupe.

I

Observation de M. Le Dentu

Néphrite brightique douloureuse.

(In *Congrès chirurgie*, 1898, p. 36.)

Il s'agit d'une femme de quarante ans, qui avait éprouvé, plusieurs fois avant le jour où je fus appelé à l'examiner, des symptômes violents de coliques néphrétiques. A partir du 30 novembre 1895, elle avait eu douze crises caractérisées par des douleurs intenses dans le flanc gauche, des envies incessantes d'uriner et des frissons souvent de longue durée (jusqu'à 5 et 10 heures) sans que la température s'élevât au-dessus de la normale. Une anurie absolue s'était manifestée pendant la première crise et avait duré environ

3 heures. A la palpation, on sentait le rein gauche plus volumineux et abaissé, et on arrivait assez difficilement à percevoir l'extrémité inférieure du rein droit. L'examen réveillait des souffrances extrêmement vives à gauche.

Quoique la malade n'eût jamais rendu un seul gravier, ni de sable urique, le diagnostic de lithiase rénale s'imposait avec des probabilités très proches de la certitude.

Le 20 janvier 1896, je mis le rein à nu, et je constatai qu'il portait un certain nombre de kystes conglomérés ayant des dimensions variables, depuis celles d'une noisette jusqu'à celles d'une noix. Des piqûres multiples ne révélèrent pas la présence d'une seule concrétion, grosse ou petite ; comme l'organe était très altéré, je pensai qu'il n'y avait qu'une chose à faire, c'était de l'enlever. *La néphrectomie* fut très simple.

Le rein avait une longueur anormale, environ 16 centimètres ; plusieurs cavités kystiques étaient creusées aux dépens du *parenchyme, qui offrait tous les caractères de la néphrite interstitielle.* Par des incisions très nombreuses, je m'assurai qu'il n'y avait dans les calices ou dans le parenchyme ni graviers ni sable. *Les douleurs devaient donc être exclusivement attribuées à la néphrite et à la présence de kystes.*

L'autre rein devait présenter des lésions semblables, quoique moins prononcées ; car la malade succomba brusquement après une anurie absolue de trente-six heures. L'autopsie n'a malheureusement pas pu être faite.

II

Observation de Potherat

(In *Bull. de la Soc. de chirurgie,* 8 juin 1898.)

Femme de 52 ans.

Antécédents. Début et évolution de l'affection. — Perd du sang dans les urines depuis 18 mois, d'une manière continue et en abondance.

Troubles fonctionnels. — Profonde anémie au point que la malade ne peut guère plus quitter le lit.

Examen physique. Analyse des urines. — A l'exploration lombaire on ne sent pas le rein gauche, mais le rein droit est très nettement appréciable, très gros, abaissé, légèrement mamelonné.

Dans les urines, albumine peu abondante, mais appréciable.

Diagnostic et circonstances ayant déterminé l'intervention. — Néoplasme du rein droit.

Opération. — Néphrectomie ; le rein rouge foncé, mamelonné, représente plus de trois fois le volume du rein normal.

Suites immédiates et résultats éloignés. — Pendant 4 jours, anurie presque complète ; le 5e jour on prescrivit 3 grammes de théobromine.

Le malade rendit 400, 500, 800 et jusqu'à 1 200 grammes d'urine par 24 heures. Mais ce résultat ne se maintint pas, et, le malade urinant de moins en moins succomba avec des symptômes d'urémie.

Examen du rein opéré et diagnostic post-opératoire. — L'auteur pense qu'il existait une néphrite interstitielle plus marquée à gauche, masquée à droite par une hypertrophie compensatrice avec hématurie par congestion.

A l'examen macroscopique coloration rouge foncé, surface mamelonnée, volume plus que triplé. Pas de néoplasme. Les canalicules et le bassinet contenaient du sang et des caillots fibrineux ; substance corticale très hypertrophiée et très congestionnée ; substance médullaire présentait des espaces interpyramidaux, blanc mat, très développés au milieu desquels les pyramides tranchaient très nettement.

III

Observation de Poirier

(*Bulletin de la Société de chirurgie*, 10 mai 1898.)

Un homme de 48 ans, grand et fort, qui maigrissait depuis trois mois avec une rapidité effrayante sans présenter d'autres symptômes qu'une lassitude générale. L'examen des urines dont la quantité était augmentée (3 litres par jour) ayant démontré la présence d'une quantité notable d'albumine ($1^{gr},23$ par litre), et une grande quantité de globules sanguins, je cherchai en vain la cause de cette hématurie du côté de la vessie et des reins.

J'adressai le malade au service du Pr Guyon : la cystoscopie, pratiquée par M. Janet, permit de voir que l'uretère droit émettait des jets de sang presque pur. Le malade me fut renvoyé avec le diagnostic : affection localisée au rein droit de nature calculeuse sans doute.

Je fis l'incision lombaire, et je trouvai un rein de volume normal, à surface mamelonnée, déjà granuleuse, présentant çà et là de petits kystes : j'explorai en vain le bassinet. Comme plusieurs kystes avaient été ouverts au cours d'une décortication rendue laborieuse par la périnéphrite chronique, j'enlevai le rein. L'opéré guérit sans fièvre, mais ayant présenté un peu d'abaissement de la température (36°,8 et 36°,6) pendant les deux premiers jours.

Il n'émit que 140 grammes d'urine dans les premières vingt-quatre heures ; 45 grammes seulement furent retirés par le cathétérisme dans le cours du second jour ; ce n'est qu'à la fin du troisième jour que la fonction urinaire se rétablit. Il y eut 600 grammes le quatrième jour : très rapidement, en trois jours, la quantité s'éleva à 2 500 grammes ; depuis, elle a toujours oscillé entre 2 500 et 3 000 grammes.

L'analyse de ces urines pratiquée par M. Berlioz, qui déjà les avait analysées avant l'opération, montra que la quantité d'albumine était réduite à $0^{gr},28$ par litre en même temps, qu'avait disparu toute trace d'éléments figurés du sang. L'examen macroscopique du rein nous montra que la muqueuse des calices et du bassinet présentait de nombreuses taches ecchymotiques. L'examen histologique pratiqué par M. Letulle a révélé *les lésions ordinaires de la néphrite chronique.*

Deux mois après, mort, attribuée par Poirier à des lésions du second rein.

IV

Observation de West

On the occurence of blood in the urine in granular Kidney.

Samuel West. — In the Lancet 18 July 1885 vol. II p. 104. — *De la présence du sang dans l'urine en cas de rein granuleux.*

West cite trois cas d'hématurie dont les deux derniers ayant rapport à une néphrite aiguë ne nous intéressent pas. Le premier est *un cas d'hématurie passagère au cours du mal de Bright* et ne se rapporte pas directement à notre sujet. Cependant, comme nous avons trouvé ce cas maintes fois cité à propos du diagnostic des hématuries par sclérose rénale, nous avons tenu à le reproduire ici :

Une fille de 31 ans entre à l'hôpital se plaignant de crises nerveuses depuis deux ans.

Dans son enfance elle avait eu un écoulement par l'oreille et son ouïe était très diminuée.

Durant les dernières semaines qui ont précédé son entrée, elle était obligée de se lever plusieurs fois par nuit pour uriner. Le soir de son admission elle eut une crise semblable à celles qu'elle accusait : pas de perte de connaissance, mais grande excitation ; la malade se roulait en tous sens et se plaignait de céphalée. Les yeux examinés à l'ophtalmoscope présentèrent des lésions de double névrite optique. Le cas se présentait comme le début d'une affection intracrânienne, on pouvait supposer un abcès cérébral en relation avec l'oreille qui avait jadis été malade. Cependant l'artério-sclérose et l'hypertrophie cardiaque qui furent constatées ainsi que la présence d'albumine dans les urines, permirent d'établir le diagnostic de rein granuleux.

Le lendemain de l'entrée, l'urine était de couleur rouge foncé et contenait beaucoup de sang pur; l'albumine était abondante bien que la présence du sang empêchât de la doser exactement. L'urine continua à contenir beaucoup de sang durant six jours, puis le sang disparut et l'urine redevint normale. Pendant ce temps la malade avait eu plusieurs attaques convulsives et une forte épistaxis dont la durée fut de trois jours.

L'état de la malade ne changea pas durant deux mois environ, peu à peu elle devint profondément anémique et se plaignit de douleurs cardiaques et de dyspnée. L'état s'aggrava et la malade mourut six semaines après son admission, sans que le sang fût reparu dans l'urine.

L'autopsie montra des lésions bien marquées de rein granuleux; le rein gauche pesait seulement trois onces, le droit transformé en une petite capsule fibreuse avec très peu de substance rénale : il mesurait un pouce et demi sur trois quarts de pouce. Les uretères n'étaient pas obstrués, la vessie était saine. Pas de traces de calcul ni dans le rein, ni dans la vessie. Le cœur était hypertrophié et très large pour une femme si petite.

Et l'auteur fait suivre ces cas des réflexions suivantes : « La difficulté de diagnostic *entre cet état et les calculs rénaux* s'est présentée quelquefois comme dans un cas que m'a rapporté le Dr Sharkey; une jeune fille *qui avait des hématuries violentes* finit par succomber et à l'autopsie on ne trouva pas de calculs mais des reins granuleux ».

V

Observations de A. Bowlby

Cases of profuse Hœmaturia in connection with granular Kidney.

In the Trans. of the Clinic Society of London 1887 vol. II p. 147. — *Hématurie abondante en rapport avec des reins granuleux.*

1er *cas.* — Un malade de 73 ans qui dix jours avant la mort eut une hématurie très abondante avec rétention d'urine.

A l'autopsie « reins petits, contractés, granuleux. »

2e *cas.* — J. L..., âgé de 49 ans, entre à l'hôpital le 21 octobre 1885. Il était d'une bonne santé habituelle lorsque trois mois avant son entrée, il avait éprouvé des douleurs dans les reins et son urine devint rouge ; cette teinte rouge persista durant tout ce temps en même temps qu'apparut de la pollakiurie.

État actuel. — Artères dures, pouls fort et bondissant, murmure de la pointe du cœur doux et deuxième bruit aortique claqué. L'urine est rouge vif, alcaline, densité — 1 015 ; elle contient beaucoup de sang et environ 1/3 d'albumine. A l'examen microscopique on trouve des globules sanguins et des cristaux de phosphate tricalcique, mais pas de cylindres rénaux.

Le 23 octobre et le 24 l'urine est toujours sanglante.

Le 31 *octobre.* — Le malade semble très mal ; il urine continuellement, râles d'œdème pulmonaire aux bases des deux poumons. Céphalée et douleurs lombaires.

Le 1er *novembre.* — Vomissements incessants.

Le malade tombe dans un état comateux.

Urine toujours sanglante.

Le 3 *novembre.* — Mort.

Autopsie. — *Cœur.* — Hypertrophie du ventricule gauche.

Rein. — *Types de néphrite interstitielle* contractés, granuleux avec la capsule adhérente et la substance corticale diminuée. Le bassinet et les uretères ne sont pas dilatés et contiennent un peu de sang.

Vessie. — Légère inflammation du muscle et inflammation avec pigmentation de la muqueuse.

Urètre. — Rétrécissement serré dans la portion membraneuse et rétro-dilatation.

3e *cas.* — Est absolument calqué sur le précédent.

Et Bowlby fait suivre ces observations des réflexions suivantes : « J'ai soumis ces cas à la société, car je trouve que la *question de ces hématuries en rapport avec le rein granuleux* n'est pas mentionnée dans la plupart des œuvres médicales ou chirurgicales et n'est pas, je crois, suffisamment connue comme un signe clinique de cette affection. Les cas que je vous soumets diffèrent de ceux de West *par l'abondance de l'hémorragie.*

La question de ces néphrorragies dues au mal de Bright est d'une grande importance, car si l'on ignore que le sang peut provenir d'un rein simplement granuleux, on pourrait être conduit à entreprendre une opération destinée à enlever un calcul rénal que l'on supposerait exister.

VI

Observation d'Oliver

Néphrite hémorragique ou tumeur sanguine du rein. — Par Thomas Oliver, in the Bristish Medical Journal. 1892 vol. I, p. 647.

X..., 23 ans, domestique, entre à l'hôpital se plaignant de douleurs dans les côtés depuis plus d'un mois. Pas d'antécédents héréditaires. Elle a eu la variole dans son enfance. Pas de scarlatine, ni de néphrite dans la jeunesse. Un mois avant son entrée à l'hôpital, douleur brusque entre les épaules : A son entrée, elle est pâle comme un cadavre. Elle se plaint de palpitations. Tumeur pulsatile présternale qui semble être un anévrysme de l'aorte. Respiration normale, le rythme un peu accéléré. L'urine examinée quelques jours après indiqua une albuminurie assez interne. Pas d'œdème. Règles normales.

Traitement : Iodure de potassium. La tumeur anévrysmale disparaît, mais à ce moment la malade se plaint d'une violente douleur lombaire. Du côté droit, au niveau du rein, l'examen décèle une tumeur. Les vomissements sont constants. La malade urine du sang. Une ponction exploratrice dans la tumeur rénale ramène du sang. Le volume de cette tumeur augmente de jour en jour. Dyspnée excessive, violentes douleurs, pouls rapide, pas d'élévation de la température. L'œdème des pieds et des jambes augmente le membre inférieur droit s'affaiblit puis se paralyse tout à fait. La malade meurt dans le coma.

Autopsie. — Corps amaigri ; le poumon droit présente quelques adhérences ; la plèvre contient un peu de liquide.

L'abdomen est rempli d'un liquide couleur de café. Adhérences du péricarde, le cœur est hypertrophié et dilaté.

La région lombaire droite est occupée par une tumeur de la grosseur d'une noix de coco, très adhérente aux intestins. En l'attirant, on voit qu'elle appartient au rein, qui est profondément altéré. Toute la tumeur est composée de sang. Le rein gauche est très petit, et peut être facilement décortiqué, montrant une surface granuleuse.

A l'examen microscopique de ce qui reste du rein droit on observe des *lésions de néphrite bien marquées*. Les cellules sécrétrices, très élargies et granuleuses, sont dissociées à certains endroits, et leurs débris occupent l'intérieur des tubuli.

Les glomérules de Malpighi sont élargis, leur capsule est épaissie. Par places, il y a accroissement du tissu interstitiel. Çà et là, les sections montrent que le tissu fibreux est très augmenté et en forme de lamelles, et qu'il apparaît comme formé de tubuli comprimés. Un tissu très épais forme la limite du kyste qui contient le sang. L'autre partie de la coupe montre simplement du sang coagulé, des cellules sanguines, et des cristaux du sang.

Le rein gauche est le siège d'une néphrite interstitielle.

VII

Observation de Jacobson

W.-H.-A. Jacobson : Clinical remarks of the symptoms and conditions which justoky nephrolitotomy, in *Brit. Med. J.*, 1890, I, p. 117.

Néphrite interstitielle à forme rétractée.

Cette forme peut simuler l'existence de calculs rénaux à la fois par les hématuries et la douleur. Le Dr S. West a attiré l'attention sur les hématuries qui peuvent se présenter dans le cas de reins granuleux et il a publié les observations de malades âgés de 21, 19 et 24 ans; chez le premier d'entre eux l'hémorragie fut profuse. M. Bowlby a aussi publié 3 observations de malades âgés de 73, 49 et 64 ans; deux d'entre eux moururent et on trouva des reins nettement granuleux. Il indique les points suivants comme caractères distinctifs de cet état pathologique d'avec les calculs rénaux. Le poids spécifique de l'urine, lorsque le sang s'est déposé, n'est que de 1008 à 1015; les artères sont sinueuses, il y a de l'hypertrophie du cœur et une haute tension artérielle. Cette note se termine par les avertissements suivants: « *à moins qu'il ne soit reconnu que le sang puisse émaner d'un rein simplement granuleux, on peut entreprendre des opérations dans le but d'extraire les calculs rénaux.* »

3e Groupe.

1° Observation de Lavenstein (Cité par Broca, *Ann. gén. urin.*, 1894).

Hématuries et douleurs rénales gauches. — Néphrotomie. — Guérison. — Cessation des douleurs et des hématuries. — Pas de lésions constatées.

2° Observation d'Israel (Cité par Broca, *id.*).

Phénomènes douloureux. — Hématurie unilatérale gauche. — Néphrotomie. — Guérison.

N. B. — On peut trouver encore un certain nombre d'observations calquées sur les deux précédentes; ce sont les observations rapportées par leurs auteurs aux hématuries dites essentielles.

3° Observations de Tédenat

M. Tédenat parle au Congrès de chirurgie de 1898 de deux

observations personnelles de néphrite hématurique. Nous nous sommes adressé à M. le Pr Tédenat lui-même, qui nous a prié très obligeamment de nous reporter au compte rendu du Congrès d'urologie (1899), où il les a consignées.

L'Observation IV concerne un cas d'hématurie et de douleurs au cours du mal de Bright.

L'Observation V est ainsi intitulée :

« Kyste hydatique flétri de la surface du rein gauche. Néphralgie et hématuries répétées. Caillot sanguin expulsé après une violente attaque de coliques néphrétiques représentant un moule complet de l'uretère. Néphrotomie. Disparition des hématuries. Ilots multiples de sclérose au voisinage du kyste hydatique qui est excisé. »

BIBLIOGRAPHIE

MAC CREADY. — *N.-Y. med. Record,* 1850, IV, 328-330.

DURAND. — Cas d'hémorragie rénale essentielle. *Gazette des hôp.,* 1854, p. 454.

HALL. — Renal hemorrage. *N.-Y. med. Record,* 1873, VIII, 379.

MILANO. — Nefrorrajia. *Escuela medic.* Caracas, 1875, I, 153-156.

COBIANCHI. — Tre casi di ematuria renale. *Rev. clin. di Bologna,* 1876, 2e série, VI, p. 321-327.

TRAUBE. — Zur Lehre von den Nierenblutungen. *Ges. Beitr. z. Path. u. Phys.* Berlin, 1878, III, p. 456-460.

ADAM. — A case of paroxysmal hœmaturia. *Glasgow M. J.,* 1879, XI, 424, 474.

GOELET. — A case of paroxysmal hœmaturia with unusual irregularity of the paroxysm. *Am. J. M. Sc.* Phila, 1879, n. s. v. 77, p. 285.

A. GUÉS. — Hématurie tropicale. *Arch. de méd. navale,* 1879, vol. 32, p. 161-190.

FORREST. — A case of paroxysmal hœmaturia. *Glasgow M. J.,* 1879, XI, p. 421.

MAC MACDONGALL. — Two case of paroxysmal hœmaturia. *Glasgow M. J.,* 1879.

NEALE. — Two (*idem*). *Lancet,* 1879, II, p. 725.

PHILIPPSON. — Note of a case of hœmaturia. *Br. M. J.,* 1879, I, p. 75.

ROBERTS. — Syst. med. (Reynold's). London, 1879, 452-472.

SOLLIS. — A remarkable case of hœmaturia. *Richmond et Louisville M. J.* Louisville, 1879, v. 27, p. 168.

REVILLOUT. — *Gazette des hôp.*, 1880, p. 817. Hématurie de cause inconnue récidivant au bout de sept ans.

CLEAVER. — A case of chronic hœmaturia. *Louisville M. News*, 1882, XIV, p. 67.

NOTHNAGEL. — Chronische hemorragische Nephritis. *Allg. Wien. med. Zeitg.*, 1882, XXVII, p. 464.

ROSENSTEM. — *Wien. med. Bl.*, 1882, p. 129, 164, 200.

STEIN. — Lecture on hœmaturia. *Med. Rec.* N.-Y., 1882, XXII, p. 337-340.

CORTELYRON (P.-R.). — An unusual cas of hœmaturia. *Atlanta M. Reg.*, 1882-3, n. s., II, 332.

RADELEFFE. — A case of severe hemorrage from the Kidney. *Med. News.* Phila, 1884, vol. 44, p. 38-40.

AUFRECHT. — Ueber Nephritis, insbesondere die chronisch. hämorrhagische Form derselben. *D. Archiv. f. klin. med.*, vol. 32, p. 572, 1883.

MULVANY. — Renal hemorrhage complicatung pregnancy ; symptoms simulating labour. *Br. M. J.*, 1885, II, 544.

MYRTLE. — Periodre descharger of blood from the Kidneys. *Prov. M. J.* Leicester, 1885, IV, 292.

WEST. — On the occurence of blood the urine in granular Kidney. *Lancet*, 1885, II, p. 104.

BOWLBY (A.-A.). — Cases of profuse hœmaturia in connection with granular Kidney. *Tr. Clin. Soc. Lond.*, 1886-7, XX, p. 147-152.

MORRIS. — Notes on the surgical treatment of affections of the Kidney with cases. *Ann. of Surgery*, 1887, t. V, p. 289-305.

SCHEDE. — Jahresbucher der Hamburger Stadtkrankenhauses (Neue Erfahrungen über Nierenextirpation), 1889.

JACOBSOHN. — Clinical remarks of the symptoms and conditions with justify nephrolitotomy. *Br. M. J.* Lond., 1890, I, p. 117-120.

SUCKLING. — Case of chronic nephritis with pont in hemorrhage. *Med. Press et Circ.* Lond., 1890, n. s., I, p. 548.

Newmann. — *Scottish med. J.*, I, p. 45.

Oliver (Th.). — Hœmorrhagic nephritis or blood tumour of Kidney (hœmonephrosis?). *Br. M. J.*, 1892, I, p. 647.

Lange. — Ueber die Grenzen der chirurgischen und medizinische Behandlungen bei Nierenkrankheiten, in *N.-Y. med. Monatsschrift,* 1893, n° 72, p. 457-468.

Meyer (W.). — *Idem,* in *N.-Y. med. Monatsschrift,* 1893, p. 468-475.

Roy. — Contribution à l'étude de l'hématurie dans les néphrites. *Thèse,* Bordeaux, 1893.

Goldstein. — Hœmaturia in Klin. Handbuch der Harn. u. Sexualorgane. Oberlander. Leipzig, 1894.

Jahresb. d. Cher. Ab. d. Spit. zur Basel, 1894-95, p. 103.

Lumphear. — An obscure case of hœmaturia. *J. Am. med. Ass.* Chic., 1894, vol. 22, p. 117.

Outten (M.-B.). — Hœmaturia med. Fortnightly. Saint-Louis, 1894, p. 39-44.

Passet. — Centralblatt f. d. Krankh. der Harn. u. Sexualorg. Leipzig, 1894, v. 5, p. 397-405.

Axtell. — A review of interesting pathologic cases, in *Med. News.* Phila, vol. 66, p. 14-17, 1895.

Carter. — Nephralgia and nephritis. Cycl. Pract. M. (Tweedre). Phila, 1895, III, 377.

Ecchhorst. — Handbuch der Pathologie, vol. II, 5ᵉ éd., 1895.

Kunter. — *Berlin. kl. Woch.,* 1895, vol. 32, p. 195.

Mercandino. — *Boll. di clin.* Milano, 1895, v. 12, p. 437-441.

Oliver. — International Clinics, oct. 1895, p. 59.

Elb (G.). — Zur Kentniss der renalen Hemophilie. *Thèse,* Berlin, 1896.

Israel. — *D. med. Woch.,* 1896, vol. XXII, p. 22.

Holmes. — Surgery of the Kidney. *J. Am. med. Sc.,* 1896, v. 27, p. 650.

Mc Cormac. — *Clin. Journ.* London, 1896-97, p. 65-73.

Medizine. — II vol., p. 373-383, 1896.

Newmann. — *Glasgow M. J.,* 1896, II.

Von Ziemssen. — Kl. Vorträge, VIII, 1 Abth., 24ten Vort. Leipzig, 1896.

Debaisieux. — De l'hématurie rénale essentielle. *Ann. de la Soc. belge de chir.*, 1897, v. 5, p. 205.

Rayer. — Maladies des reins.

Lecorché et Talamon. — Traité de l'albuminurie et du mal de Bright, 1888.

Lancereaux. — Hématurie. *Diction. Encyclop.*, 1875.

Charcot. — Leçons sur les maladies des reins, 1877.

Dieulafoy. — Pathologie interne.

Chauffard. — Maladies des reins, in Brouardel, Gilbert, Girode.

Legueu. — Névralgies rénales. *Ann. génito-urin.*, 1891.

Le Dentu. — Congrès de chirurgie, 1898. Néphrites et néphrotomie.

Albarran. — L'hématurie des néphrites méconnues. *Ann. génito-urin.*, 1898.

Grosglek. — Ueber Blutungen aus Nieren Medycyna. Warzava, 1897, XXV, p. 597 et *Samml. klin. Vort.*, n. F., 1898, n° 203.

Klemperer. — Ueber Nierenblutungen bei gesunden Nieren. *D. med. Woch.*, 1897, v. 23, p. 129, 155.

Robinson. — *Med. News*, 24 juin 1897.

Wagner. — Centralbl. f. Krankh. der Harn. Sex.-org. Lond., 1897, v. 8, p. 2.

White. — *Ann. of Surg.*, janvier 1897.

Harris. — Renal hemorrhage with Know lesions.*Philad. M. J.*, 1898, I, 509-512 et *Chic. med. Rec.*, 1898, XIV, 61-66.

Krancer. — Zur Therapie der Chronischen hämorrhagischen Nephritis. *St-Petersb. med. Woch.*, 1898, n. F., XV, 185.

Pinatelli. — Les hématuries essentielles du rein. *Province méd.* Lyon, 1898, XII, p. 565.

Rovsing. — On obscure hemorrhage from a single Kidney and Ascure by nephrotomy, in *Br. M. J.* Lond., 1898, II, p. 1547-1550.

Congrès français d'urologie. Paris, 1899.

CHARTRES. — IMPRIMERIE DURAND, RUE FULBERT

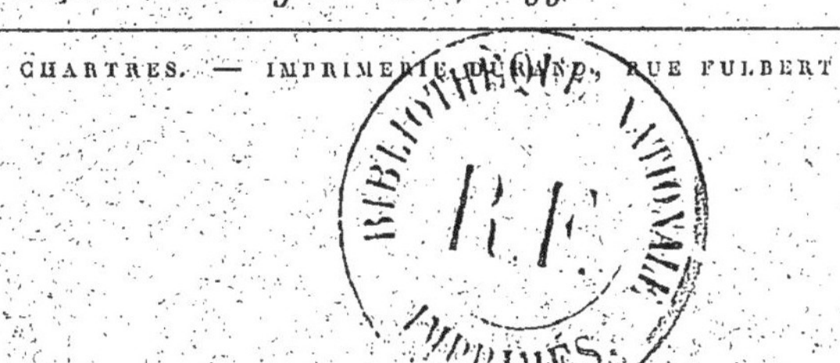

www.ingramcontent.com/pod-product-compliance
Ingram Content Group UK Ltd.
Pitfield, Milton Keynes, MK11 3LW, UK
UKHW012234240726
13966UKWH00003B/1092

9 782011 757418